KNAUR.LEBEN

Anna Cavelius

GESUND UND SCHÖN MIT ÖLEN

Den Körper entgiften, reinigen und pflegen – mit Ölziehkur

KNAUR.LEBEN

Die in diesem Buch enthaltenen Rezepte und Hinweise wurden von der Autorin und dem Verlag sorgfältig geprüft und haben sich in der Praxis bewährt. Jedoch wird keine Gewähr für deren Richtigkeit, Vollständigkeit oder Aktualität übernommen. Druckfehler und Irrtümer bleiben vorbehalten. Die Umsetzung der Anweisungen erfolgt auf eigenes Risiko. Haftungsansprüche gegen die Autorin und/oder den Verlag sind ausgeschlossen, es sei denn, es liegt Vorsatz, grobe Fahrlässigkeit oder Arglist vor. Dieser Haftungsausschluss gilt nicht für Schäden an Leben, Körper oder Gesundheit.

Besuche uns im Internet:
www.knaur-leben.de

MIX
Papier | Fördert gute Waldnutzung
FSC® C083411
FSC www.fsc.org

Originalausgabe Februar 2026

Ein Imprint der Verlagsgruppe
Droemer Knaur GmbH & Co. KG
Landsberger Straße 346, 80687 München

Redaktion: Ulrike Strerath-Bolz
Covergestaltung: © Lilli Flux Design
Coverabbildungen: Margit Memminger
Alle Illustrationen im Innenteil von Shutterstock.com:
In alphabetischer Reihenfolge: art of line, Baksiabat,ChekmanDaria, Essl, Foxyliam, Goldinavian, Graphicsmine0, Irina Strelnikova, Irina Zuny, Kolonko, Masha Dav, Md Ataur Rahman Bhuiyan, Miss_Meadows, Nataliia Tosun,solar22, sumkinn, YarynaBo, YUCALORA
Satz und Layout: Adobe InDesign im Verlag
Druck und Bindung: CPI books GmbH, Leck
ISBN 978-3-426-56997-9

Kontaktadresse nach EU-Produktsicherheitsverordnung:
produktsicherheit@droemer-knaur.de

2 4 5 3 1

INHALT

VORWORT

Liebe Leserin, lieber Leser,

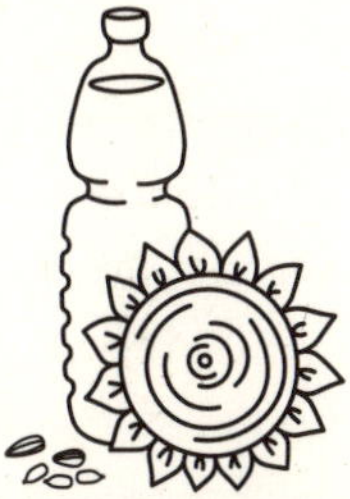

hast du schon einmal an einem hochwertigen Pflanzenöl geschnuppert? Dann weißt du vielleicht, dass der Duft eines guten Öls viel zu erzählen hat, von Sonne, Erde und verschiedenen Kulturen. Dabei ist die Familie der Pflanzenöle nicht nur bunt und kosmopolitisch, sie ist auch unglaublich vielseitig. Öle können wirkungsvoll dabei helfen, deine Gesundheit zu erhalten oder sie wieder stark zu machen. Sie können dich noch schöner machen, weil sie fast unschlagbar sind bei der Pflege von Haut und Haar. Und in der Küche sorgen sie für echte Genussmomente im Zusammenspiel mit Gemüse und Salat.

Schon die Geschichte der Pflanzenöle ist dabei spannend. Was wir darüber wissen, beginnt mit den Funden von Mohnsamen aus der Jungsteinzeit und mit jahrtausendealten Ölkrügen aus Ton, die Archäologen im östlichen Mittelmeerraum bei Ausgrabungen fanden. Und sie führt uns weiter durch die Welt bis nach Afrika und Asien. Fast jedes Land – und je nach klimatischen Bedingungen auch verschiedene Regionen – hat seine eigene Öltradition entwickelt. Sei es für rituelle und spirituelle Zwecke wie im alten Ägypten, für die Zubereitung von Essen wie in der Küche vieler Länder des Mittelmeerraums oder zur Körper- und Gesundheitspflege. Gerade ganzheitlich orientierte Naturheiltraditionen wie die Traditionelle Chinesische Medizin und vor allem der indische Ayurveda sind bekannt für ihre wohltuenden, heilsamen Ölanwendungen.

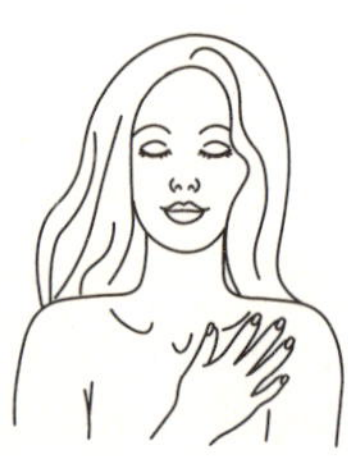

Eine der wohl berühmtesten ist das morgendliche Ölziehen – *Kavala Gandusha* – nach dem Aufstehen. Dieses Detox-Ritual aus der traditionellen indischen Naturheilkunde gibt es in diesem Buch in einer modernen Kurzversion für Menschen mit weniger Zeit und in einer Langversion für Menschen mit mehr Zeit. Du erfährst, warum diese Anwendung vor dem Zähneputzen so wirksam ist und warum du schon mit nur fünf Minuten Ölziehen täglich so viel für dich und deine Gesundheit im ganzen Körper tun kannst. Ich verspreche dir, du wirst dieses kleine Ritual schon nach kurzer Zeit nicht mehr missen wollen.

Weil jedes naturreine Pflanzenöl auch noch über besondere Anti-Aging-Kräfte verfügt, darf in diesem Buch ein kleiner, feiner Beauty-Teil nicht fehlen. Auch dieser ist inspiriert von der Trendheilkunde Ayurveda und ihren beliebten Ölanwendungen. Auf Seite 105 hilft dir ein kleiner Test, deinen (Haut-)Typ einzuordnen und die passenden Pflegeöle für dich, deine Haut und dein Haar herauszufinden. Wenn du Spaß am Mischen, Layern und Ausprobieren gefunden hast, möchtest du vielleicht auch Mixturen mit duftenden ätherischen Ölen ausprobieren. Eine gute Idee, diese Öle sind nämlich in der richtigen Verdünnung mit den passenden Basisölen wunderbare Zusatzhelfer bei bestimmten Hautproblemen und kleineren Alltagsbeschwerden.

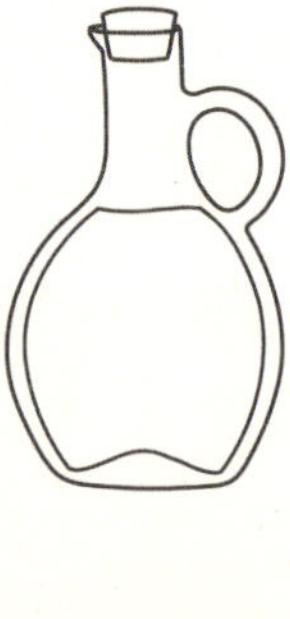

Als aromatische Geschmacks- und potente Nährstofflieferanten dürfen Pflanzenöle in der modernen Ernährung nicht fehlen. Olivenöl, Samen- oder Nussöle zaubern Geschmack auf den Teller und sind vor allem in der kalten Küche großartige Aromengeber. Lein- und Rapsöl haben pur hochgesunde Fettsäuren im Gepäck, die zur Nahrungsergänzung perfekt sind. Studien legen sogar nahe, dass der regelmäßige Verzehr bestimmter Pflanzenöle mit einer womöglich längeren Lebenserwartung einhergehen kann. Auch können gesunde Pflanzenöle zusammen mit einem ausgewogenen Ernährungskonzept helfen, ein gesundes Körpergewicht zu halten oder sogar abzunehmen. Eine kleine Auswahl handverlesener Rezepte für die kalte Küche macht vielleicht Lust auf mehr, und dazu passende Ernährungstipps und kompaktes Wissen zu Lagerung und Kauf runden dein Know-how zum Thema Pflanzenöle ab. Ab jetzt kann dir hier keiner mehr etwas vormachen!

Ich wünsche dir viel Spaß beim Lesen! Hoffentlich gewinnst du wertvolle Erkenntnisse, findest deine persönlichen Lieblingsöle und fühlst dich wohl mit deinen neuen Oil-Care-Routinen!

Love & Light,

deine Anna

1

SIMPLY HEALTHY

Öle für Selfcare und Detox

Sie sind natürliche Begleiter für Gesundheit, Schönheit und Wohlbefinden. Egal, ob du sie in der Küche, für deine Kosmetik oder deine Detox-Routine nutzt – Pflanzenöle bringen dir Power, Glow und gute Laune. Und das Beste: Sie kommen direkt aus der Natur. Kein Hokuspokus, keine Chemie, nur pure Pflanzenkraft.

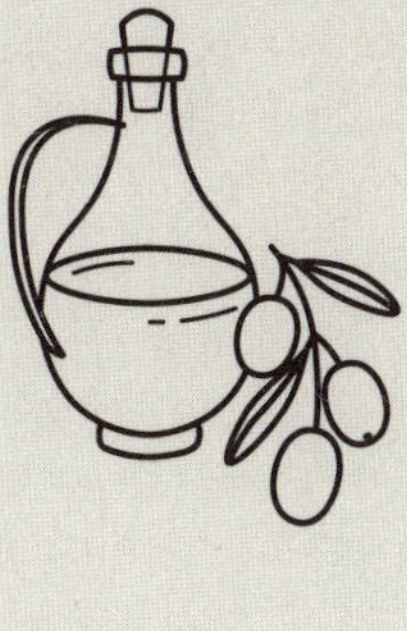

DIE KRAFT DER PFLANZENÖLE

Stell dir vor, du hältst eine goldene Spur in den Händen – einen Tropfen Öl, der nach Sonne, Erde und uralter Geschichte duftet. Pflanzenöle begleiten die Menschheit seit Jahrtausenden. Sie sind weit mehr als ein Trend der Naturkosmetik oder ein Superfood im Salat. Ihre Geschichte ist so faszinierend wie die Kulturen, die sie geprägt haben, und reicht von den ersten Olivenpressen im Mittelmeerraum bis zu den modernen Ölmühlen weltweit.

Öl – ein Geschenk der Natur

Schon in der Jungsteinzeit entdeckten unsere Vorfahren, dass bestimmte Saaten wie Lein oder Mohn wertvolles, energiereiches Fett enthielten. Bereits vor mehreren Tausend Jahren pressten die Menschen im Mittelmeerraum aus Oliven wertvolles Öl – für Ernährung, Pflege und religiöse Rituale. So fanden Archäologen der israelischen Antikenbehörde IAA bei Grabungen zwischen 2011 und 2013 im nordisraelischen Zippori etwa zwanzig Tongefäße. Eine chemische Analyse des Inhalts ergab: Es handelte sich um Olivenöl. Das Alter von zweien der Gefäße datieren die Forscher auf 5800 vor Christus. Es sei der »früheste Beleg für die Nutzung von Olivenöl im Land und vielleicht im ganzen Mittelmeerraum«, teilte die IAA in Jerusalem mit. Und weiter: Vermutlich sei Olivenöl schon damals Teil der Ernährung gewesen und womöglich auch als Brennstoff für Lampen genutzt worden.

Die Pressung von Ölfrüchten war ein entscheidender Schritt in der Menschheitsentwicklung, vergleichbar mit der Erfindung des Rads: Öl war leichter zu lagern als Fleisch, vielseitiger als Getreide und ein Segen für trockene Haut, hungrige Mägen und rituelle Handlungen.

So entstand aus der Olive das Gold des Mittelmeers. Und Olivenöl wurde in den antiken Kulturen im Mittelmeerraum zum Symbol für Wohlstand und Reinheit, Frieden und göttlichen Segen.

Mittler zwischen Menschen und Göttern

Die alten Ägypter waren wahre Meister der Öle. Etwa ab 3000 v.Chr. nutzten die Menschen Öle aus Pflanzen und Harzen, die sie durch Mazeration und Einlegen gewannen. Zypressenöl oder Zedernöl kamen in Kosmetik, Salben und bei religiösen Ritualen zum Einsatz. Sesamöl, Rizinusöl oder das aus dem tropischen Afrika oder Südostasien importierte Moringaöl aus den Samen des Moringabaums diente zur Herstellung von Parfüms, als Medizin und zur Einbalsamierung gesellschaftlich hochstehender Verstorbener. Auf Keramikgefäßen sind Inhaltsangaben und Handlungsanweisungen überliefert, wie verschiedene Fette und Öle für die Begräbnispraktiken gemischt werden sollten. Auch in den christlichen Kirchen wird Olivenöl als Basisöl für heilige Öle wie das Katechumenöl, Chrisam oder das Krankenöl zur Salbung von Kranken und Sterbenden verwendet. Dem aus den Früchten des Olivenbaums gewonnenen Öl wird dabei eine besondere stärkende Kraft zugeschrieben.

Die wohl berühmteste Traumfrau der Antike, Kleopatra, soll ihre Haut unter anderem mit Mandelöl gepflegt haben, um ihre legendäre Schönheit zu bewahren. Für die Pharaonen waren Öle Luxusgüter, die in kunstvollen Amphoren aufbewahrt und den Göttern als Opfergabe dargebracht wurden. In der ägyptischen Mythologie verkörperten Öle die Verbindung zwischen Mensch und Gottheit – sie waren ein Medium, um sich spirituell zu reinigen und zu erneuern. So war die Salbung mit Ölen ein zentrales Ritual, das nicht etwa Priestern und Pharaonen vorbehalten war, sondern auch im Alltag vieler Menschen eine Rolle spielte. Das Einreiben mit duftenden Ölen galt als Schutz vor bösen Geistern und als Mittel, sich spirituell zu reinigen. Selbst die Einbalsamierung Verstorbener war geprägt von der Überzeugung, dass Öle die Seele für das Jenseits stärken und bewahren konnten. Auch Opfergaben an die Götter bestanden häufig aus feinen Ölen, die auf Altären ausgegossen oder in Tempeln verbrannt wurden – als Zeichen der Dankbarkeit und verbunden mit der Bitte um Schutz.

Ölige Kostbarkeit

In Ägypten war das aus Mesopotamien eingeführte Schwarzkümmelöl als »Gold der Pharaonen« bekannt. Es galt als so kostbar, dass es den Herrschern als Grabbeigabe auf ihrer Reise ins Jenseits mitgegeben wurde.

Ölgewinnung, ein uraltes Handwerk

In Mesopotamien, dem Land zwischen Euphrat und Tigris, war Öl bereits ein Grundnahrungsmittel. Die Sumerer und Babylonier pressten aus Flachssamen ein wertvolles Leinöl, das sie zur Ernährung, aber auch für Öllampen und zur Körperpflege verwendeten. In Keilschrifttexten wird beschrieben, wie die Menschen mit einfachen Steinmühlen die Samen zerquetschten und das Öl mit Wasser abtrennten. Das Prinzip ist bis heute gleich geblieben: mahlen, pressen, trennen – und anschließend genießen.

Das grüne Gold des Mittelmeers

Im antiken Griechenland und später bei den Römern war das Öl aus Oliven ein Grundpfeiler der Ernährung und Kultur. Archäologen haben Olivenkerne gefunden, die neuntausend Jahre alt waren, Zeugnisse einer langen gemeinsamen Geschichte von Mensch und Olivenbaum. Das Öl wurde als Brennöl und Salböl für die Haut- und Haarpflege eingesetzt. Auch schon zum Braten und Würzen von Speisen nutzten die Menschen im Mittelmeerraum in der Antike das Olivenöl, Butter dagegen verwendeten Ärzte in Form von Salben nur für medizinische Zwecke. Die olympischen Athleten rieben sich vor den Spielen mit Öl ein, um ihre Muskeln zu schützen und zu stärken. Einige Kämpfer hielten sich, wie der Dichter Homer berichtet, auch an eine besondere Olivenöl-Diät. Gewannen sie einen Wettbewerb, wurden sie mit Olivenzweigen geehrt.

Die Römer übernahmen nicht nur die Götterwelt der griechischen Mythologie, sondern auch die Methoden der Ölpressung und bauten sie weiter aus. In den Provinzen entstanden riesige Ölmühlen, in denen Sklaven und Nutztiere schwere Pressbalken bewegten.

Antike Ölpressen bestanden aus einer Steinmühle und einer Ölpresse. Zuerst wurden die Oliven mit einem Mühlstein zerkleinert. Die Paste aus Fruchtfleisch und Kernen gab man dünn geschichtet in flache Leinensäcke. Diese wurden zwischen den Pressflächen übereinandergestapelt. Aus der Olivenpaste im Beutel wurde dann das Olivenöl gepresst, das sich in einem Steinbecken vor der Presse sammelte. *Oleum viride* gewann man aus grünen, unreifen Oliven, es war das teuerste Öl. Als Speiseöl verwendeten die Römer das *oleum cibarium* oder *oleum ordinarium;* es stammte aus den dunklen, reifen Früchten. Am meisten schätzte man im alten Rom das sogenannte Jungfernöl, das Öl, das als Erstes aus der Presse rann: *extra vergine* (von lat. »*virgo*« = Jungfrau, unberührtes Mädchen).

Was bedeutet »extra nativ«?

Heute gelten die Begriffe »nativ« (= naturbelassen) und »extra« (= hohe Qualität) – auf Italienisch auch *»extra vergine«* – nicht mehr als Qualitätsmerkmal, sondern als Mindeststandard. Ob ein natives Öl mit minderwertigem Öl oder anderen Substanzen verfälscht wurde, kann eine normale Verbraucherin nicht erkennen. Mit etwas Erfahrung und einer geübten Nase lassen sich jedoch gute von weniger hochwertigen Ölen unterscheiden (siehe auch Seite 167).

Öl war schon in der Antike ein Exportschlager und wurde in Amphoren bis in die römischen Provinzen Germanien und Britannien verschifft. In den römischen Thermen war es üblich, dass die Besucher nach dem Bad im Tepidarium mit duftenden Ölen und Salben massiert und eingerieben wurden – ein beliebtes, alltägliches Ritual für viele Römerinnen und Römer. Nachts erleuchteten Öllämpchen die Zimmer und Laternen die Straßen. Olivenöl gab es reichlich, es war entsprechend günstig und kam überall zum Einsatz, wo es hilfreich war. Weil der Olivenbaum für die Griechen und Römer von so großer Bedeutung war, fand das Wort für »Olive« über das lateinische »*Oleum*« Eingang in fast alle europäischen Sprachen als Begriff für Öl.

Öle zur Gesundheitspflege

In Asien, besonders in Indien und China, haben sich ebenfalls schon vor Tausenden von Jahren ganz eigene Öltraditionen entwickelt. Im Ayurveda, der traditionellen indischen Heilkunst, spielen Sesamöl, Kokosöl oder Mandelöl bis heute eine zentrale Rolle. Sie werden nicht nur als Nahrungsmittel, sondern auch für Massagen, Reinigungsrituale und medizinische Anwendungen genutzt. Die ayurvedische Praxis des Ölziehens, bei der morgens der Mund mit Öl gespült wird, ist Jahrtausende alt und erlebt heute als Detox-Trend ein Comeback.

In China wurde bereits vor über zweitausend Jahren Öl aus Sojabohnen und Hanfsamen gewonnen. Die Chinesen nutzten diese Öle zum Kochen, als Brennstoff für Lampen und zur Behandlung bei Hautproblemen und Entzündungen.

Ayurveda, Ölziehen und ganzheitliche Gesundheit

Auch in Indien gehören Pflanzenöle seit Jahrtausenden zum Alltag – und das nicht nur in der Küche. In der indischen Mythologie werden Öle oft als göttliche Geschenke betrachtet, die Gesundheit, Schutz und Segen bringen. Besonders der Ayurveda, die »Wissenschaft vom langen Leben«, hat die Bedeutung von Ölen für Gesundheit, Schönheit und Wohlbefinden maßgeblich geprägt und das ganzheitliche Denken in der Naturheilkunde weltweit beeinflusst. Es gibt eine Vielzahl von manuellen Öltherapien und medizinierten Ölen zur innerlichen Einnahme.

Im Ayurveda gilt Öl als Träger von Lebensenergie *(Prana)* und als Mittel, um Körper, Geist und Seele ins Gleichgewicht zu bringen. Hier werden Öle wie Sesamöl, Kokosöl und Mandelöl für Massagen, Reinigungsrituale und medizinische Anwendungen genutzt.

Ein Paradebeispiel ist die ayurvedische Praxis des Ölziehens (»Gandusha« oder »Kavala«): Dabei wird morgens auf nüchternen Magen ein Esslöffel Öl im Mund gespült, um »Ama«, also Schlacken und Toxine, aus dem Körper zu ziehen. Dabei ist Gandusha mehr als »nur« ein Gesundheitsritual, denn es soll auch der spirituellen Reinigung dienen. Diese Methode ist heute wieder im Trend und gilt als effektives Detox-Ritual für Mund und Körper.

Öle dienen in der ayurvedischen Heilkunde aber auch als Trägerstoffe für Heilpflanzenextrakte. Sie werden bei Massagen zur Beruhigung oder Anregung eingesetzt und sind fester Bestandteil der täglichen Selfcare-Routine. In der indischen Öltradition wird stets die Verbindung von Körper, Geist und Seele betont. Bei religiösen Zeremonien bringen Menschen den Göttern und Göttinnen Öle als Opfergaben dar, Lampen mit Ghee (geklärter Butter, siehe Seite 61) oder Sesamöl werden entzündet und Statuen von Göttinnen und Göttern mit duftenden Ölen gesalbt. Auch die Ölmassage (Abhyanga) oder der Stirnguss (Shirodara) sind zentrale Rituale, die nicht nur der Entspannung, sondern auch der spirituellen Reinigung dienen. Beim Shirodara beispielsweise fließt zwanzig Minuten lang ein warmer Ölstrahl langsam über die Stirn und sorgt für eine tiefe Entspannung des Nervensystems und der Hormondrüsen.

Afrikanische Ölspezialitäten

Auch in Afrika haben Pflanzenöle eine lange Tradition. In Westafrika wird das rote Palmöl seit Jahrhunderten aus den Früchten der Ölpalme gewonnen. Es ist reich an Betacarotin und Vitamin E, gilt als Grundnahrungsmittel und wird auch zur Körperpflege eingesetzt. Die Herstellung ist ein echtes Gemeinschaftserlebnis: Die Frauen dämpfen die Palmfrüchte, stampfen sie zu Brei und schöpfen das Öl mit den Händen ab.

In Marokko wird das kostbare Arganöl aus den Nüssen des Arganbaums gepresst – eine mühsame Arbeit, die traditionell von Frauen aus dem Volk der Berber ausgeführt wird. Das Öl ist nicht nur in der Küche, sondern auch als Schönheitselixier begehrt.

Palmöl

Palmöl ist einer der weltweit wichtigsten Rohstoffe. In fast jedem zweiten Supermarktprodukt in Deutschland und auch in Bio-Sprit fürs Auto steckt dieses Öl. Mit der steigenden Nachfrage wachsen allerdings die ökologischen und sozialen Probleme, denn in eigentlich artenreichen Regionen wie Malaysia oder Indonesien werden für den Anbau von Ölpalmen viele Tausende Hektar Regenwälder gerodet. Tiere wie Orang-Utan und Tiger verlieren ihre Lebensräume, und das Klima leidet. Auch aus gesundheitlicher Sicht ist Palmöl bedenklich. Es steckt in Nuss-Nugat-Creme, Tiefkühlpizza und auch Babynahrung. Ein Viertel des verarbeiteten Palmöls auf der Welt wandert allerdings in Kosmetika, auf der Zutatenliste erkennbar durch den Wortbestandteil »Palm«.

Europäische Pflanzenöle

In Europa verarbeiteten Menschen lange Zeit vor allem Oliven zu Öl. Im 16. Jahrhundert entstand der Beruf des Ölmüllers, der die Saaten der Bauern zu Öl verarbeitete. Die Samen wurden mit Mühlsteinen zerquetscht, der Brei in Tücher gefüllt und mit Schraubpressen ausgepresst, ähnlich wie man es seit der Antike kannte. Das erste, klare Öl wurde in der Küche und als Heilmittel verwendet, während das zweite, trübere Öl für Lampen und zur Seifenproduktion diente. Den entstandenen Trester oder die Presskuchen gab man in die Futtertröge der Nutztiere oder verwendete ihn als Brennstoff.

Mit der technischen Weiterentwicklung wurde es möglich, Nüsse und Saaten hydraulisch zu pressen. Im 19. Jahrhundert wurden Öle dann mithilfe von Lösungsmitteln aus der Ölsaat extrahiert.

Ihren Siegeszug haben die verschiedenen Pflanzenöle aus Sesam, Lein, Hanf oder Traubenkernen aber erst vor ein paar Jahrzehnten angetreten. Befeuert wurde dies durch Erkenntnisse aus der Wissenschaft über die gesunden Inhaltsstoffe.

Vom Underdog zum Superstar

Rapsöl galt lange als minderwertig, denn es schmeckte bitter und kratzig. Lange wurde es nur als Schmiermittel oder Lampenöl verwendet. Zudem stand es aufgrund seines hohen Anteils an Erucasäure im Verdacht, gesundheitsschädlich zu sein. Hinzu kam, dass sowohl für Menschen wie für Nutztiere die Rückstände der Ölpressung ungenießbar waren. Um die vielseitig einsetzbare Nutzpflanze zu retten, wurden in den 1970er-Jahren neue, genießbare Züchtungen entwickelt. Der Erucasäuregehalt sank bei den modernen Rapsarten auf 0 bis 1,5 Prozent, und die Glucoinsulate, die für den bitter-scharfen Geschmack verantwortlich waren, verschwanden. Rapsöl wurde zu einem wichtigen Bestandteil von Bio-Kraftstoffen. Aber auch Schweine und Kühe können mit den übrig gebliebenen Pflanzenteilen nach der Pressung gefüttert werden. Und seine einzigartige Kombination von Fettsäuren und der Vitamin-E-Gehalt machten das neue Rapsöl nicht nur gesund, sondern auch haltbar und hitzestabil. In dieser Form ist es sowohl für die warme wie auch für die kalte Küche einsetzbar.

Zuwanderer

Sonnenblumenöl stammt ursprünglich aus Nordamerika, wo es von den Ureinwohnern genutzt wurde. Angeblich gelangte es mit den Schiffen der spanischen Eroberer nach Europa. Bevor das Rapsöl als Speiseöl seinen Siegeszug antrat, war es der Deutschen Lieblingsöl in der Küche.

Öltraditionen

Schöne Beispiele für die traditionelle Herstellungsweise von Pflanzenölen sind das Kürbiskernöl aus der Steiermark, das Walnussöl aus dem Périgord und das Leinöl. Diese haben sich bis heute erhalten. Für das Öl aus Kürbiskernen werden die Kerne geröstet und anschließend in Steinmühlen vermahlen. Den Brei vermischt der Ölmüller mit Wasser und erwärmt ihn langsam, bevor er in der Presse sein tiefgrünes, nussiges Öl freigibt.

In Frankreich werden die Walnüsse zunächst getrocknet, dann in kleinen Steinmühlen zermahlen und schließlich in handbetriebenen Pressen ausgepresst. Das Ergebnis ist ein goldgelbes, aromatisches Öl, das in der französischen Landküche sehr geschätzt wird.

Leinöl, auch »Gold des Nordens« genannt, stellte man in Mitteleuropa schon im Mittelalter her. Dafür wurden die Leinsamen in Mörsern zerstoßen, der Brei in Leinentücher gefüllt und mit Holzpressen langsam ausgequetscht. Das frische Leinöl ist empfindlich und muss schnell verbraucht werden. Das Öl der nützlichen Leinpflanze findet bis heute Verwendung in der Holzpflege, in der Kunst zur Herstellung von Ölfarben, in der Kosmetik als Feuchtigkeitsspender und bei entzündlichen Hautproblemen und als Pflanzenöl für die gesunde Küche.

So unterschiedlich die Herstellungsmethoden auch sind, sie haben eines gemeinsam: Sie verbinden Handwerk, Erfahrung und Respekt vor der Natur. Jede Flasche Öl erzählt eine Geschichte von Sonne und Erde, Geduld und Gemeinschaft. Vielleicht spürst du das nächste Mal, wenn du ein gutes Öl probierst, ein bisschen von dieser Geschichte.

Moderne Ölgewinnung

Mit der Industrialisierung veränderte sich die Ölgewinnung grundlegend. Mechanische und später hydraulische Pressen, Dampfmaschinen und schließlich chemische Extraktionsverfahren ermöglichten eine viel größere Ausbeute und neue Produkte wie raffinierte Öle. Pflanzenöle wurden günstiger, haltbarer und vielseitiger, allerdings oft auch ärmer an wertvollen Inhaltsstoffen. In dieser Zeit entstanden auch die ersten industriellen Seifen und Kosmetikprodukte auf Ölbasis.

Heute gehören Pflanzenöle zu unserem Alltag. Sie sind Superfood, Beauty-Booster, Medizin und Kulturgut. Die alten Techniken leben weiter – in kleinen Manufakturen, bei Ölmüllern und Ölmüllerinnen, die auf Qualität statt Masse setzen, sowie in der wachsenden Gemeinschaft von Menschen, die natürliche Selfcare schätzen. Wenn du also das nächste Mal ein Öl auswählst, weißt du: Du bist Teil einer jahrtausendealten Tradition, die Genuss, Gesundheit und Schönheit verbindet.

Doch was genau steckt in diesen goldenen Tropfen? Und warum sind sie so wertvoll für Gesundheit und Schönheit?

Heilmittel, Superfood, Schönheitsschätze

Im 20. und 21. Jahrhundert erlebten Pflanzenöle eine Renaissance als Bestandteil einer gesunden Ernährung, von Naturkosmetik und ganzheitlichen Gesundheitskonzepten. Die moderne Forschung entdeckte die Bedeutung von Omega-3- und Omega-6-Fettsäuren, Antioxidantien und sekundären Pflanzenstoffen. Heute werden hochwertige, kalt gepresste Öle wieder geschätzt – nicht nur in der Küche, sondern auch für Detox-Rituale, Selbstpflege und Beauty-Anwendungen.

Die Vielfalt an Ölen war noch nie so groß wie heute: Von klassischen Sorten wie Oliven- und Leinöl bis hin zu exotischen Spezialitäten wie Argan-, Hanf- oder Schwarzkümmelöl ist alles dabei. Doch was genau steckt in einem Pflanzenöl?

Die wichtigsten Inhaltsstoffe

Pflanzenöle bestehen hauptsächlich aus sogenannten Triglyceriden, das sind chemische Verbindungen aus Glycerin und Fettsäuren. Das klingt fremdartig, ist aber im Grunde einfach: Die Fettsäuren sind der Schlüssel zu den besonderen Wirkungen der Öle. Vielleicht kennst du die Begriffe »gesättigte«, »einfach ungesättigte« und »mehrfach ungesättigte« Fettsäuren. Gesättigte Fettsäuren stecken beispielsweise in Kokosöl und machen es fest und lange haltbar. (Deshalb gehört Kokosöl auch nicht in den Kühlschrank.)

Einfach ungesättigte Fettsäuren, wie sie in Oliven- oder Rapsöl vorkommen, sind besonders herzfreundlich und unterstützen deine Gefäße. Mehrfach ungesättigte Fettsäuren, darunter die bekannten Omega-3- und Omega-6-Fettsäuren, sind essenziell: Dein Körper braucht sie für Zellaufbau, die Produktion von Hormonen und damit das Immunsystem gut funktioniert. Er kann sie aber nicht selbst herstellen.

Gerade das Verhältnis von Omega-3 zu Omega-6 ist wichtig. Ein Zuviel an Omega-6 – wie es heute sehr oft üblich ist – kann Entzündungen im Körper fördern (mehr dazu auf Seite 145). Diese können zu einer Vielzahl von Erkrankungen führen. Deshalb empfehlen Ernährungsmedizinerinnen zum Beispiel gerne ein Öl wie Rapsöl. Dieses liefert ein ausgewogenes Verhältnis an beiden Fettsäuren.

Kalt gepresst oder raffiniert?

Kalt gepresste Öle werden schonend gewonnen, ohne Hitze und Chemie. So bleiben zellschützende Vitamine, Antioxidantien und sekundäre Pflanzenstoffe erhalten. Raffinierte Öle sind länger haltbar, enthalten aber weniger wertvolle Inhaltsstoffe (siehe auch Seite 28).

Vitamine, Antioxidantien & Co. – kleine Helfer in jedem Öltropfen

Neben den Fettsäuren stecken in Pflanzenölen jede Menge Vitamine und sogenannte sekundäre Pflanzenstoffe. Das sind bestimmte Farb- und Duftstoffe, mit denen eine Pflanze entweder Insekten zum Bestäuben anlockt oder durch die sie sich schützt. Wissenschaftliche Beobachtungsstudien zeigen, dass diese Substanzen einen gesundheitsfördernden Effekt haben. Besonders Vitamin E ist in Pflanzenölen ein echter Zellschützer: Es stabilisiert die Außenhaut der Zellen (Zellmembran), fängt freie Radikale ab und schützt so vor vorzeitiger Hautalterung. Raps-, Weizenkeim- und Sonnenblumenöl sind reich an Vitamin E. Vitamin K unterstützt die Blutgerinnung und ist in manchen Ölen reichlich vorhanden.

Phytosterole wirken wie Bodyguards für deinen Cholesterinspiegel. Polyphenole, vor allem in hochwertigem Olivenöl, sind kleine Superhelden gegen Entzündungen und schützen das Herz-Kreislauf-System. Und dann gibt es noch Mineralstoffe und Spurenelemente wie Magnesium, Eisen, Selen und Zink, die beispielsweise im Kürbiskernöl stecken.

Andere Substanzen wirken antioxidativ und verhindern zum Beispiel, dass die Fettsäuren im Körper oxidieren. Eine solche Oxidation kann im Körper zu Zellschäden führen. Ein Pflanzenöl mit reichlich Antioxidantien hält sich länger und wird nicht so schnell »ranzig«.

Der Detox-Effekt – wie Pflanzenöle deinen Körper entlasten

Vielleicht hast du schon von Detox-Kuren gehört oder sogar die eine oder andere ausprobiert. Pflanzenöle können dabei eine unterstützende Rolle spielen – sowohl innerlich als auch äußerlich. Es ist nicht ein einzelner »Wunderstoff«, sondern das Zusammenspiel verschiedener bioaktiver Komponenten, das die Detox-Wirkung ausmacht.

Ungesättigte Fettsäuren helfen beim Zellaufbau und unterstützen wichtige Entgiftungsorgane wie Leber und Nieren. Antioxidantien wie Vitamin E, Polyphenole und Flavonoide schützen die Zellen vor oxidativem Stress, der bei Stoffwechselprozessen entsteht. Phytosterole stärken die

Haut als Entgiftungsorgan, indem sie die natürliche Schutzbarriere erhalten. Sekundäre Pflanzenstoffe wie Carotinoide und Triterpene wirken entzündungshemmend und beeinflussen die Arbeit des körpereigenen Abwehrsystems.

Schwarzkümmelöl (siehe auch Seite 102) wird traditionell zur Stärkung der Abwehrkräfte und zur Unterstützung der Leber eingesetzt. Hanföl ist reich an ungesättigten Fettsäuren und Vitamin E, wirkt entzündungshemmend und hilft der Haut bei der Regeneration. Ätherische Öle (siehe auch Seite 125) wie Grapefruit, Wacholder oder Zitrone unterstützen äußerlich die Durchblutung und regen den Lymphfluss an – ideal für Massagen oder Bäder.

Äußere und innere Wirkung – wie du Pflanzenöle für dich nutzt

Pflanzenöle wirken je nach Anwendung unterschiedlich.

- Für die Haut sind sie Feuchtigkeitsspender, Regenerationshelfer und Schutzschild. Jojobaöl, Mandelöl und Aprikosenkernöl eignen sich besonders gut, weil sie leicht einziehen und die Hautbarriere stärken.
- Für das Haar sind Öle wie Kokosöl, Arganöl oder Mandelöl ideal: Sie geben Glanz, verhindern Spliss und beruhigen die Kopfhaut. Ein paar Tropfen ins feuchte Haar massiert – und du hast eine natürliche Pflegekur.
- Innerlich angewendet – im Rahmen deiner Ernährung – liefern Leinöl, Hanföl oder Walnussöl wertvolle Omega-3-Fettsäuren, die Herz und Gehirn schützen und Entzündungen hemmen. Olivenöl punktet mit einfach ungesättigten Fettsäuren und Polyphenolen.
- Zum Ölziehen ideal sind Kokos-, Sesam- oder Olivenöl (siehe auch Seite 57).

Tipp

Nicht jedes Öl ist für jede Anwendung geeignet. Kosmetiköle können Zusatzstoffe enthalten, die du nicht essen solltest. Umgekehrt sind nicht alle Speiseöle optimal für die Haut.

Kaltpressung oder Raffination – was wirklich zählt

Vielleicht hast du dich schon gefragt, warum kalt gepresste Öle teurer sind. Die Antwort ist einfach: Die Ausbeute bei dieser Form der Herstellung ist geringer als beispielsweise bei der industriellen Gewinnung. Bei der Kaltpressung wird das Öl schonend gewonnen, ohne Hitze und Chemie. So bleiben Vitamine, Antioxidantien und sekundäre Pflanzenstoffe erhalten. Raffinierte Öle sind zwar länger haltbar und geschmacksneutral, enthalten aber weniger gesundheitsfördernde Stoffe. Für die Küche, Haut- und Haarpflege sowie Detox-Anwendungen solltest du deshalb zu kalt gepressten, idealerweise bio-zertifizierten Ölen greifen.

Praxistipps – so findest du das beste Öl für dich

- Achte auf Bio-Qualität: Bio-Öle sind frei von Pestiziden und Schadstoffen – gut für dich und die Umwelt.
- Kalt gepresst ist Trumpf: mehr Vitamine, mehr Antioxidantien, mehr Geschmack.
- Frische zählt: Öle am besten kühl (unter 20° C), dunkel und gut verschlossen lagern. Besonders empfindliche Öle wie Leinöl, Walnussöl oder Kürbiskernöl gehören nach dem Öffnen sogar in den Kühlschrank. Auch kalt gepresstes Rapsöl kann im Kühlschrank aufbewahrt werden.

DETOX MIT ÖLZIEHEN – DAS AYURVEDISCHE RITUAL FÜR MODERNE SELFCARE

Stell dir vor, du könntest jeden Morgen mit einem kleinen, natürlichen Ritual nicht nur deinen Mund, sondern deinen ganzen Körper auf sanfte Weise reinigen. Genau das verspricht die Ölziehkur – eine Methode, die längst kein Geheimtipp mehr ist, sondern in der modernen Selfcare- und Detox-Community immer beliebter wird. Aber was steckt wirklich dahinter? Wie funktioniert Ölziehen, was kann es leisten, und welche Mythen ranken sich darum? In diesem Kapitel tauchen wir tief ein in die faszinierende Welt des Ölziehens – mit fundierten Fakten, praktischen Tipps und allem, was du für deinen eigenen Detox-Start wissen musst.

Gesundheit beginnt im Mund

Atmen, sprechen, schmecken, essen, trinken, küssen – unser Mund ist ein wahres Multitalent. Er ist das Tor zur Welt und ein Spiegel unserer Gefühle: Ein Lächeln, ein Schmollen, heruntergezogene Mundwinkel – all das verrät, wie es uns geht. Schon als Neugeborene entdecken wir die Welt mit dem Mund, indem wir ertasten und schmecken und auf diesem Wege lernen. Die Mundhöhle ist nicht nur unser erstes (Verdauungs-)Werkzeug, sie ist überlebenswichtig: Ohne sie könnten wir weder essen noch trinken, nicht kommunizieren, nicht lieben.

Der Mund ist also weit mehr als nur ein Eingang für Nahrung und Luft. Er ist ein hochsensibles Sinnesorgan, das prüft, ob das, was wir zu uns nehmen, genießbar und bekömmlich ist. Die Zunge hilft uns beim Sprechen, Kauen, Schlucken – und sie ist unser wichtigstes Geschmacksorgan. Sie ist auch unser Wächter, der prüft, ob etwas zu heiß, zu kalt, zu scharf oder verdorben ist.

Das erste Verdauungsorgan

In der Mundhöhle beginnt unsere Nahrung ihren langen Verdauungsweg durch den Körper. Zähne und Speichel bereiten die Nahrung vor, damit unser Körper optimal mit Nährstoffen versorgt werden kann. Wie gründlich wir kauen und wie gut der Speichel die Nahrung durchmischt, beeinflusst die Arbeit unseres Verdauungssystems maßgeblich. Auffälligkeiten im Mundraum wie Entzündungen, Beläge oder Veränderungen der Schleimhaut können frühe Hinweise auf Erkrankungen im ganzen Körper sein – oft lange, bevor andere Symptome auftreten. Herz-Kreislauf-Probleme oder die Stoffwechselerkrankung Typ-2-Diabetes zeigen sich manchmal zuerst im Mund.

Ganzheitlich denkende Zahnärztinnen und Zahnärzte wissen: Jeder Zahn steht in Verbindung zu inneren Organen. Eine gute Mundgesundheit ist also ein zentraler Baustein für unser gesamtes Wohlbefinden.

Wie die Mundhöhle aufgebaut ist

Die Mundhöhle wird von Lippen, Wangen, Gaumen, Mundboden und Zunge begrenzt. Die Lippen dichten sie nach außen ab, sind hochsensibel und reagieren auf Berührung, Kälte und Wärme. Im Inneren befinden sich Zähne, Zunge, Gaumen- und Rachenmandeln sowie die Ausführungsgänge der Speicheldrüsen.

Mukosa

Die stark durchblutete Mundschleimhaut dient als erste Barriere gegen Krankheitserreger und Schadstoffe, die über Luft und Nahrung in den Körper gelangen können. Sie schützt den darunterliegenden Knochen und beherbergt Abwehrzellen, insbesondere in den Mandeln und im hinteren Bereich der Zunge. Hier werden Krankheitserreger bekämpft, bevor sie weiter in den Körper vordringen können.

Medikamente, die im Mund aufgenommen werden, gelangen rasch ins Blut, da die Schleimhaut sehr durchlässig ist.

Eine gesunde Mundschleimhaut ist zartrosa, gut befeuchtet und zeigt keine Einrisse. Tag für Tag ist sie allerdings einer Vielzahl von Einflüssen ausgesetzt, die zu Veränderungen im Gewebe oder der Färbung führen können. Beschwerden an der Mundschleimhaut können vergleichsweise unbedeutend sein, in manchen Fällen können sie aber auch auf eine Erkrankung hinweisen.

Das Besondere: Die Mundhöhle ist oft schmerzunempfindlich. Das schützt uns, denn ständige Schmerzen beim Essen oder Trinken wären lebensbedrohlich. Erst bei Entzündungen (wie Aphthen), Pilzbefall (wie Mundsoor bei Babys) oder Lippenherpes (Herpes labialis) werden Schmerzen spürbar. Kleinere Entzündungen im Mund können sich auf andere Körperregionen auswirken, da die Mundflora in engem Austausch mit dem restlichen Körper steht. Gelangen schädliche Bakterien durch kleine Verletzungen im Zahnfleisch in die Blutbahn, können sie Organe wie Herz, Nieren oder Gelenke beeinträchtigen – oft unbemerkt.

Tipp

Veränderungen im Mund wie Entzündungen, Beläge, Mundgeruch oder Schleimhautveränderungen können auf Mangelzustände, Stoffwechselstörungen oder systemische Entzündungen hinweisen. Wenn du gut auf die Signale deines Mundes achtest, kannst du frühzeitig gegensteuern.

Geheimnisvolle Mundflora

Im Mund leben über 700 verschiedene Bakterienarten sowie Viren, Pilze und andere Mikroorganismen, die gemeinsam ein Mikrobiom bilden. Sie besiedeln die Mundschleimhaut, die Zunge, die Zahnzwischenräume und den Speichel. Wichtig ist ihr perfektes Zusammenspiel. Solange das Gleichgewicht der Mundflora stimmt, sind die meisten Mikroorganismen harmlos oder sogar nützlich: Sie verhindern das Ausbreiten von Krankheitserregern, unterstützen die Verdauung und stärken das Immunsystem. Unser Mikrobiom ist ein wichtiger Verbündeter. Auch wenn es unsichtbar bleibt, ist es immer für uns da, schützt uns vor Feinden und unterstützt uns. Wie im Darm schützt ein gesundes orales Mikrobiom Zähne und Zahnfleisch und trägt zur allgemeinen Gesundheit bei.

Beeinflusst wird das Mikrobiom durch unsere Ernährung, bestimmte Medikamente und wie gut unser Immunsystem in Schuss ist (Immunkompetenz). Zu viel Zucker, Stress, Rauchen, Medikamente oder schlechte Mundhygiene stören beispielsweise die Mundflora; es steigt das Risiko für Karies, Parodontitis und andere Erkrankungen, nicht nur im Mund, sondern im ganzen Körper.

Mundflora und Verdauung

Wie schon erwähnt: Der Mund ist die Eingangspforte für alles, was wir zu uns nehmen. Bereits beim ersten Bissen beginnt ein Zusammenspiel aus mechanischen, chemischen und sensorischen Prozessen, das weitreichende Auswirkungen auf die gesamte Verdauung und Gesundheit hat. Die Speicheldrüsen werden aktiviert, der Speichel befeuchtet die Nahrung. Er enthält Enzyme wie Amylase, die Stärke (Mehrfachzucker) in Einfachzucker spalten. Gründliches Kauen ist entscheidend: Es zerkleinert die Nahrung, mischt sie mit Speichel und sorgt dafür, dass sie leicht geschluckt und optimal verdaut werden kann. Wer hastig isst und wenig kaut, belastet den Verdauungstrakt und riskiert Beschwerden wie Blähungen, Völlegefühl oder Nährstoffmangel.

Mit jedem Schlucken gelangen Mikroorganismen der Mundflora in den Verdauungstrakt und beeinflussen dort das Darm-Mikrobiom. Ist die Mundflora gestört, kann sich das negativ auf den Darm auswirken – und umgekehrt. Die »Mund-Darm-Achse« spielt eine zentrale Rolle für das Immunsystem und die Gesundheit.

Tipp

Die Deutsche Gesellschaft für Ernährung (DGE) empfiehlt, langsam und bewusst zu essen. Wer gründlich kaut, wird schneller satt, schont Magen und Darm und unterstützt die Gesundheit von Zähnen und Kiefer. Der Trick: Erst schlucken, wenn die Nahrung im Mund richtig breiig ist.

Was passiert, wenn das Mikrobiom aus dem Gleichgewicht gerät

Verändert sich die Zusammensetzung der Mikroorganismen im Mund, Darm oder anderen Körperregionen, so kann das für die Gesundheit weitreichende Folgen haben:

- **Immunsystem:** Das Mikrobiom reguliert die körpereigene Immunabwehr. 80 Prozent der aktiven Immunzellen siedeln im Darm. Ein Ungleichgewicht kann chronische Entzündungen im Körper fördern und das Risiko für Nierenerkrankungen, Autoimmunkrankheiten und Herz-Kreislauf-Erkrankungen erhöhen. Auch die Anfälligkeit für Infekte steigt.
- **Stoffwechsel:** Veränderungen im Mikrobiom beeinflussen den Stoffwechsel, die Produktion von Fettsäuren und die Empfindlichkeit der Zellen für das Hormon Insulin. Seine Aufgabe besteht darin, Zucker aus dem Blut als Energiequelle in die Zellen zu schleusen. Das ist lebenswichtig: Erst, wenn die Energiespeicher gefüllt sind, können wir atmen, denken, uns bewegen. Ein gestörtes Verhältnis bestimmter Bakterienstämme bringen Forscher heute mit Insulinresistenz (die Zellen werden unempfindlich für den Schlüssel Insulin) in Verbindung. Dies ist die Vorstufe für die Entstehung von Übergewicht und dem Metabolischen Syndrom – das sogenannte tödliche Quartett aus Adipositas, Bluthochdruck, Fettstoffwechselstörung und Insulinresistenz.
- **Herz-Kreislauf-Erkrankungen:** Bestimmte Bakterien produzieren bei der Verdauung verschiedener Nahrungsmittel Trimethylamin (TMA). Dieses wird anschließend in der Leber zu Trimethylamin-N-Oxid (TMAO) umgewandelt. Hohe TMAO-Spiegel sind ein Risikofaktor für Arteriosklerose, Bluthochdruck, Herzinfarkt und Schlaganfall.

- **Psyche und Gehirn:** Das Mikrobiom steht in enger Verbindung mit dem Gehirn (Darm-Hirn-Achse). Darm und Gehirn tauschen sich ständig miteinander aus. Neben Immunzellen befinden sich auch 100 Millionen Nervenzellen im Verdauungssystem im Bauch und funken ständig in die Steuerzentrale im Kopf. Veränderungen in der Darmflora können Depressionen, Angststörungen, Autismus, Multiple Sklerose und andere neurodegenerative Erkrankungen wie Demenz beeinflussen.
- **Chronische Erkrankungen:** Die Mikrobiom-Zusammensetzung beeinflusst auch die sogenannte Darm-Nieren- und Darm-Leber-Achse und kann hier das Fortschreiten chronischer Erkrankungen fördern. Eine reduzierte Vielfalt in der Darmflora erhöht zudem das Risiko für chronisch-entzündliche Darmerkrankungen, Typ-2-Diabetes, Asthma und Allergien.

Ölziehen und Mikrobiom

Weil diese Selfcare-Maßnahme im Mund angewendet wird, kann sie das Mikrobiom in der Mundhöhle positiv beeinflussen:

- Ölziehen reduziert im Mund schädliche Keime, gibt nützlichen Mikroorganismen mehr Raum und unterstützt so die natürliche Schutzfunktion der Mundschleimhaut.
- Ein ausgewogenes Mikrobiom im Mund kann Entzündungen in der Mundhöhle schneller abklingen lassen.
- Weil die Mundflora in engem Austausch mit dem Darm-Mikrobiom steht, unterstützt eine gesunde Mundflora die Darmgesundheit und die Entgiftungsleistung des Körpers.

Zunge zeigen – Indikator deines Wohlbefindens

Unsere Mundhöhle kann viel mehr als Kauen und Nahrung zerkleinern. Zwar kommt der Hauptgenuss eines Essens oder eines Getränks durch Riechen zustande, die Zunge ist aber zusätzlich mit Geschmacksknospen ausgestattet, die selbstständig Geschmacksqualitäten ans Gehirn melden können. Sie kann alle fünf Grundgeschmacksrichtungen süß, sauer, scharf, salzig und bitter schmecken.

Zudem ist sie auch Mittelpunkt unserer Kommunikationsfähigkeiten. Als zentrales Tastorgan betastet sie nicht nur von außen Kommendes, sondern hält auch den Innenraum des Mundes und die Zähne sauber. Außerdem bildet die Zunge einen Vorposten des Lymphsystems, das im ganzen Körper das Immunsystem organisiert. Auch an unserer lebensnotwendigsten Aktivität ist sie beteiligt: am Atmen. So können Veränderungen der Lage oder der Beweglichkeit der Zunge zu schwerwiegenden Atembeschwerden oder Störungen der Atemkoordination führen, etwa bei einer Schlafapnoe.

In der Traditionellen Chinesischen Medizin (TCM) und im Ayurveda sind die Zunge und ihre Beschaffenheit von zentraler diagnostischer Bedeutung. Ihre Farbe, Belag, Form und Feuchtigkeit geben Hinweise auf den Zustand von Organen, Stoffwechsel und Immunsystem.

TCM und Ayurveda

Die Traditionelle Chinesische Medizin und der aus Indien stammende Ayurveda (deutsch: das Wissen vom Leben) umfassen beide jeweils ein komplettes und systematisches Diagnose- und Therapiesystem. Beide werden von der Weltgesundheitsorganisation (WHO) als medizinische Wissenschaften anerkannt. Der Mensch wird stets als Ganzes betrachtet, als Einheit von Körper und Seele.

Was ist eine Zungendiagnose?

Die Zungendiagnose ist in den traditionellen Heilsystemen Asiens seit jeher ein zentrales Diagnosemittel. Auch im Ayurveda, der indischen Heilkunst, betrachtet der Therapeut die Zunge, um Rückschlüsse auf die Gesundheit zu ziehen. Eine gesunde Zunge ist kräftig, hat einen dünnen weißlichen Belag und ist weder auffallend klein noch besonders groß.

- **Farbe:** Eine blasse Zunge kann auf Blutarmut oder Energiemangel hinweisen, eine rote Zunge auf Entzündungen.
- **Belag:** Ein dünner weißlicher Belag gilt als normal. Ein dicker gelber oder grünlicher Belag kann auf Verdauungsstörungen oder Infekte hindeuten.
- **Form und Struktur:** Risse, Schwellungen oder Zahneindrücke deuten auf Ungleichgewichte hin.
- **Feuchtigkeit:** Eine zu trockene oder zu feuchte Zunge gibt Hinweise auf den Flüssigkeitshaushalt.

Stressanzeichen

Auch Stress wird durch Zungenpressen oder -beißen in der Mundhöhle verarbeitet. Einen Hinweis darauf bieten Abdrücke der Zähne am Zungenrand.

So funktioniert die Zungendiagnose

Die Zungendiagnose erfolgt am besten morgens vor dem Zähneputzen und Essen. Betrachtet wird die Zunge bei natürlichem Licht. Apps und digitale Tools können die Beobachtung ergänzen, ersetzen aber nicht die Erfahrung eines geschulten Therapeuten. In der Traditionellen Chinesischen Medizin (TCM) bestehen bekannte Beziehungen zwischen bestimmten Organen und Zahngruppen sowie zwischen Körperregionen und den unsichtbaren Energieleitbahnen, den Meridianen, an denen die Akupunkturpunkte liegen. Auch auf der Zunge gibt es vergleichbare Beziehungen, die in der TCM eine wichtige Rolle spielen. So befinden sich auf der Zunge Zonen, die reflektorisch mit bestimmten Organen, Drüsen und Funktionen in Verbindung stehen. Zu diesen gehören:

- Zungenspitze: Herz und Lunge
- Zungenmitte: Magen und Milz
- Zungenränder: Leber und Gallenblase
- Zungenwurzel: Nieren und Darm

Die Zunge kann ein Frühwarnsystem für unsere Gesundheit sein. Wer sie regelmäßig betrachtet, kann frühzeitig auf Veränderungen reagieren und seine Gesundheit aktiv unterstützen. Aber eine Zungendiagnose ist kein Ersatz für eine ärztliche Untersuchung. Veränderungen der Zunge, die länger als zwei Wochen bestehen, solltest du immer bei deinem Arzt oder deiner Ärztin abklären lassen.

Schutzschild mit Spezialkräften: der Speichel

Speichel ist ein unscheinbarer, aber lebenswichtiger Begleiter im Alltag. Ohne ihn könnten wir weder essen noch sprechen, unsere Zähne wären schutzlos und unser Mundraum anfällig für Infektionen. Speichel hilft bei der Verdauung und dient als »Schutzschild« für Zähne und Schleimhäute. Er neutralisiert Säuren, spült Bakterien weg und enthält antibakterielle Substanzen. Ein trockener Mund, etwa durch Stress, Medikamente oder zu wenig Trinken, erhöht das Risiko für Karies, Mundgeruch und Entzündungen.

Wie wird Speichel gebildet?

Speichel wird von drei großen Speicheldrüsenpaaren (Ohrspeicheldrüse, Unterkieferdrüse, Unterzungendrüse) sowie zahlreichen kleinen Drüsen in der Mundschleimhaut gebildet. Die Produktion ist ein fein abgestimmter Prozess, der durch Geschmack, Geruch, Kauen und sogar durch Gedanken an Essen angeregt wird. Täglich produziert ein Erwachsener etwa 1 bis 1,5 Liter Speichel. Die Zusammensetzung variiert je nach Tageszeit, Ernährung und Gesundheitszustand.

Bestandteile des Speichels

Speichel besteht zu 99 Prozent aus Wasser. Der Rest sind Enzyme (z.B. Amylase, Lysozym), Schleimstoffe (Muzine), Elektrolyte (Natrium, Kalium, Kalzium), Immunglobuline und andere Proteine. Diese Mischung sorgt dafür, dass Speichel nicht nur die Nahrung gleitfähig macht, sondern auch antibakteriell wirkt, Säuren neutralisiert und die Remineralisierung der Zähne unterstützt.

Was Speichel alles kann

- **Verdauen:** Speichel enthält Enzyme, die die Aufspaltung von Kohlenhydraten aus der Nahrung einleiten.
- **Schützen:** Er spült Bakterien und Speisereste weg, neutralisiert Säuren und schützt die Schleimhäute. Und: Im Speichel sind Immunglobuline enthalten. Diese Vorposten der Immunabwehr nehmen alles unter die Lupe, was an fremden Stoffen durch Nahrung sowie Kontakt mit der Außenwelt in den Mund gelangt.

- **Heilen:** Speichel enthält Wachstumsfaktoren, die kleine Verletzungen im Mund schneller heilen lassen.
- **Schmecken:** Ohne Speichel könnten wir keine Geschmacksstoffe aus der Nahrung wahrnehmen. Erst durch seine Hilfe können die Geschmacksknospen der Zunge sie verwerten und so Bekömmliches von Verdorbenem unterscheiden.
- **Sprechen:** Ja, auch dafür, dass wir uns verständlich ausdrücken, sorgt der Speichel. Die Feuchtigkeit sorgt dafür, dass Lippen und Zunge sich gut bewegen können.

Xerostomie

Ein trockener Mund, medizinisch Xerostomie genannt, kann zu Karies, Mundgeruch, Schluckbeschwerden und Infektionen führen. Ursachen sind oft Medikamente, Stress, Rauchen oder bestimmte Erkrankungen.

Multitalent und Gesundheitsförderer

Speichel erfüllt zahlreiche Aufgaben, die zur Reinigung und Gesunderhaltung des Mundraums beitragen. Dies wiederum unterstützt das Wohlbefinden und die Gesundheit des gesamten Körpers.

Mechanische Reinigung

Speichel wirkt wie eine natürliche Mundspülung. Er spült Essensreste, abgestorbene Zellen und Bakterien von Zähnen und Schleimhäuten weg und verhindert so die Ansammlung von Zahnbelag und das Wachstum schädlicher Keime.

Neutralisation von Säuren

Nach dem Essen entstehen im Mund Säuren, die von Bakterien aus Zucker gebildet werden und den Zahnschmelz angreifen können. Speichel enthält Pufferstoffe, die diese Säuren neutralisieren und so den pH-Wert im Mund stabil halten. Das schützt die Zähne vor Demineralisierung und Karies.

Was ist der pH-Wert?

Ob eine Umgebung oder eine Flüssigkeit basisch, neutral oder sauer ist, lässt sich anhand des pH-Werts messen. Der Speichel sollte am besten leicht alkalisch sein, sein pH-Wert sollte zwischen 6,5 und 7,5 betragen. So kann sich im Mund und auf den Zähnen eine widerstandsfähige Barriere gegenüber säurebedingten Schäden bilden. Säuren entstehen im Mund durch den Verzehr von sauren, aber auch von süßen Lebensmitteln. Fruchtsäuren (zum Beispiel von Äpfeln, Orangen, Zitronen, aber auch Salatdressings), Wein und Sekt, Zucker, Limonaden und Süßigkeiten (Kaubonbons, Weingummis) weichen die im Grunde sehr harte Schicht des Zahnschmelzes auf und schwemmen Zahnmineralien wie Kalzium regelrecht aus. Der Speichel verhindert dies zum Teil. Mit pH-Teststreifen kannst du den pH-Wert in deinem Speichel ganz leicht messen.

Remineralisierung

Speichel liefert zahnaufbauende Mineralstoffe wie Kalzium und Phosphat, die kleine Schäden am Zahnschmelz reparieren und diesen stärken. So wird der natürliche Reparaturmechanismus der Zähne unterstützt.

Antimikrobielle Wirkung

Speichel enthält Enzyme (z.B. Lysozym, Lactoferrin) und Antikörper. Diese hemmen das Wachstum schädlicher Bakterien und beugen so Infektionen vor. Gleichzeitig fördert Speichel das Gleichgewicht der Mundflora.

Schutz der Schleimhäute

Ein Proteinfilm aus Speichel schützt die Mundschleimhaut vor mechanischen Verletzungen, schädlichen Keimen und chemischen Substanzen.

Förderung der Wundheilung

Wachstumsfaktoren im Speichel unterstützen die Regeneration und Heilung kleiner Verletzungen im Mund.

Was ist ein Speicheltest?

Speicheltests sind moderne Diagnoseverfahren, die Rückschlüsse auf Hormone, Immunstatus, Entzündungen oder sogar Virenbelastung geben können. Sie sind schmerzfrei, einfach umzusetzen und gewinnen in der Medizin zunehmend an Bedeutung, etwa bei der Früherkennung von Diabetes, Stress oder Infektionen.

Und so funktioniert ein Speicheltest: Ein kleiner Speichelabstrich wird entnommen und im Labor analysiert. Die Ergebnisse können dabei helfen, Krankheiten frühzeitig zu erkennen oder Therapien zu steuern.

Wie sich der Speichelfluss aufs Ölziehen auswirkt

Ein gesunder Speichelfluss ist entscheidend, um die natürlichen Reinigungs- und Schutzmechanismen im Mund aufrechtzuerhalten und Erkrankungen wie Karies, Zahnfleischentzündungen und Mundgeruch vorzubeugen. Wenn du auf eine ausreichende Speichelproduktion achtest, zum Beispiel durch durch regelmäßiges Trinken (Wasser, ungesüßte Tees), Kauen von zuckerfreiem Kaugummi oder natürliche Mundpflege, tut viel für das eigene Wohlbefinden. Für das Ölziehen ist eine gesunde Speichelproduktion aus folgenden Gründen wichtig:

- **Detox-Wirkung:** Beim Ölziehen vermischt sich das Öl mit dem Speichel, wodurch eine Emulsion entsteht. Diese Emulsion kann Lipide, Bakterien, Toxine und Stoffwechselprodukte effektiv binden. Nur durch ausreichend Speichel kann das Öl optimal in alle Bereiche des Mundraums gelangen und die gewünschten Stoffe aufnehmen.
- **Reinigungseffekt:** Der Speichelfluss wird durch die Spül-, Kau- und Saugbewegungen beim Ölziehen angeregt. Der vermehrte Speichel unterstützt die mechanische Entfernung von Bakterien, Speiseresten und Belägen von Zähnen und Schleimhäuten.
- **Antibakterielle und schützende Wirkung:** Speichel enthält Enzyme und antimikrobielle Substanzen, die das Wachstum schädlicher Bakterien hemmen. Ein gesunder Speichelfluss unterstützt somit die natürliche Mundflora und verstärkt die reinigende Wirkung des Ölziehens.
- **Verhinderung von Mundtrockenheit:** Eine ausreichende Speichelproduktion beugt Mundtrockenheit vor, die das Risiko für Karies, Zahnfleischentzündungen und Mundgeruch erhöht. Nur in einem gut befeuchteten Mundraum kann das Ölziehen seine volle Wirkung entfalten.
- **Optimale Verteilung des Öls:** Der Speichel sorgt dafür, dass das Öl-Speichel-Gemisch auch schwer zugängliche Bereiche wie Zahnzwischenräume und Zahnfleischtaschen erreicht, wodurch die Reinigung umfassender wird.

Gesunde Zähne, gesunder Körper

Deine Zähne sind nicht nur für ein strahlendes Lächeln und das Zerkleinern von Nahrung wichtig. Mit den Zähnen und dem Mund verbinden wir im allgemeinen Sprachgebrauch auch unterschiedliche Charaktereigenschaften. So ist ein

Mensch, der auf dem Zahnfleisch geht, erschöpft und kraftlos. Wir beißen die Zähne zusammen, wenn wir etwas Unangenehmes ertragen müssen. Zähne zeigen wir, wenn wir uns zur Wehr setzen. Und Biss zu haben bedeutet, stark und durchsetzungsfähig sowie geistig rege zu sein. Gesunde Zähne stehen also immer für eine gute körperliche und geistige Gesamtverfassung.

Im Mund gibt es eine ganz klare Arbeitsverteilung der Zähne: Die hintersten Zähne, die Backenzähne (Molare), stützen die Kieferbasen, sie sind Spezialisten für das Zerkleinern der Nahrung. Direkt vor den großen Molaren gibt es je zwei Prämolaren, die eine ähnliche Funktion für das Kauen haben. Die Schneidezähne spielen beim Kauen keine wichtige Rolle, sondern sind wie die Lippen feinfühlige Tastorgane. Sie kontrollieren, wie die Nahrung beschaffen ist, beißen ab und portionieren.

Die Rolle der Zähne in der Traditionellen Chinesischen Medizin (TCM)

Den wenigsten Menschen ist bewusst, dass entzündetes Zahnfleisch oder ein kranker Zahn an anderen Orten im Körper Schäden anrichten kann. In der TCM – einer exakten, systematischen Wissenschaft und ganzheitlich orientierten Heilmethode – kennt man die Beziehung von Organen und Zähnen seit Tausenden von Jahren. Im Mittelpunkt steht hier die Anregung und Harmonisierung der Lebensenergie Qi. Diese wird über unsichtbare Leitbahnen des Körpers (Meridiane) verteilt. Die Meridiane befinden sich unter der Körperoberfläche. Gemeinsam mit den inneren Organen und der Körperoberfläche bildet das Meridiansystem eine Einheit. Liegt ein Störfeld auf einem Meridian, etwa in Form einer Wurzelentzündung in einem Zahn, dann kann der Energiefluss gestört werden, was in anderen Körperbereichen Beschwerden verursachen kann. Ein kranker Zahn kann also Rückenschmerzen auslösen, selbst wenn die Wirbelsäule aus medizinischer Sicht vollkommen gesund ist. Ähnliche Mechanismen können zu Erkrankungen von Herz und Leber führen. Andere Erkrankungen wie Allergien, chronische Bronchitis, Asthma und Neurodermitis hängen oft mit einer Störung des Dickdarm- und Lungenmeridians zusammen. Die Schneidezähne stehen in Verbindung mit Nieren- und Blasenproblemen, während die Eckzähne mit Leber- und Gallenbeschwerden in Zusammenhang gebracht werden. Inzwischen bestätigen zahlreiche wissenschaftliche Studien: Entzündungen im Mundraum können sich auf das Herz, die Gefäße, die Gelenke, den Stoffwechsel und sogar auf die Gehirngesundheit auswirken.

Die Zahngesundheit und ihre Auswirkungen auf Organe

Zahnregion	Zugeordnete Organbereiche	Mögliche Beschwerden bei Störung
Schneidezähne	Nieren, Blase	Rückenschmerzen, Harnwegsinfekte
Eckzähne	Leber, Gallenblase	Kopfschmerzen, Verdauungsprobleme
Backenzähne	Magen, Milz, Pankreas	Magenschmerzen, Verdauungsstörungen
Weisheitszähne	Herz, Dünndarm	Herzrhythmusstörungen, Kreislaufprobleme

Die Zähne als Gesundheitsbarometer

Zähne und Zahnfleisch sind auch eng mit dem Blutkreislauf verbunden. Über kleinste Blutgefäße gelangen Bakterien und Entzündungsstoffe aus dem Mund in den gesamten Körper. Besonders kritisch ist dies bei chronischen Entzündungen wie Parodontitis, einer bakteriellen Entzündung des Zahnhalteapparats.

Parodontitis – eine unterschätzte Gefahr

Parodontitis beginnt meist schleichend: Das Zahnfleisch ist gerötet, blutet beim Zähneputzen, zieht sich zurück. Bleibt die Entzündung unbehandelt, dann zerstören Bakterien den Zahnhalteapparat, die Zähne lockern sich und können ausfallen. Doch damit nicht genug: Die Entzündungsstoffe gelangen in die Blutbahn und können an anderen Stellen im Körper Schaden anrichten. Deshalb haben Menschen mit chronischen Zahnfleischentzündungen ein deutlich erhöhtes Risiko für eine krankhafte Verengung der Blutgefäße (Arteriosklerose) und damit für Herzinfarkt und Schlaganfall. Die Bakterien aus dem Mund setzen sich an den Gefäßwänden ab, fördern Entzündungen und begünstigen die Bildung von Ablagerungen (Plaques). Studien zeigen, dass eine gute Mundhygiene das Risiko für Herz-Kreislauf-Erkrankungen senken kann.

Wie entsteht Plaque auf den Zähnen?

Die Bildung von Ablagerungen (Plaques) beginnt als klebrig-weißlicher Biofilm aus Essensresten, Speichel und Bakterien. Besonders in schwer erreichbaren Gegenden im Mund, in Zahnzwischenräumen oder am Zahnfleischrand können sich dann zunächst weiche Plaques bilden. Werden diese nicht entfernt, verhärten sie allmählich, das Zahnfleisch kann sich entzünden, es kommt zu Karies und Zahnstein.

Diabetes und andere Stoffwechselstörungen

Die Wechselwirkung zwischen der Stoffwechselerkrankung Typ-2-Diabetes (Zuckerkrankheit) und Parodontitis ist besonders eng: Diabetiker und Diabetikerinnen erkranken häufiger an Parodontitis, umgekehrt erschwert eine chronische Zahnfleischentzündung die Blutzuckereinstellung. Die Entzündungsstoffe aus dem Mundraum wirken wie »Brandbeschleuniger« für den gesamten Stoffwechsel.

Risiken in der Schwangerschaft

Auch in der Schwangerschaft ist die Mundgesundheit ein wichtiger Faktor für die Gesamtgesundheit der werdenden Mutter und des Ungeborenen. Parodontitis erhöht das Risiko für Frühgeburten und ein niedriges Geburtsgewicht des Babys. Die Entzündungsstoffe können die Plazenta in der Gebärmutter erreichen. Diese versorgt über die Nabelschnur das Kind, und deshalb kann es hier zu Komplikationen kommen.

Gelenke und Rheuma

Bakterien aus dem Mund können sich in Gelenken ablagern und dort Entzündungen verursachen. Patienten mit schwerer Parodontitis erkranken überdurchschnittlich häufig an Rheuma. Besonders bei Menschen mit rheumatischen Beschwerden ist eine gute Mundhygiene wichtig, um erneute Schübe und Schmerzen zu vermeiden.

Gehirn und Demenz

Neuere Studien deuten darauf hin, dass chronische Entzündungen im Mund das Risiko für Demenz und Alzheimer erhöhen können. Parodontitis steht schon lange im Verdacht, Alzheimer auszulösen. So zeigte eine neue britische Studie der Universität Exeter, dass durch eine Verbesserung des Mikrobioms im Mund dem Verfall der kognitiven Leistungsfähigkeit entgegengewirkt werden kann. Auch eine Umstellung der Ernährung und eine verbesserte Mundhygiene können sich positiv auswirken und dabei helfen, die Gesundheit des Gehirns langfristig zu erhalten. Die genauen Zusammenhänge werden weiter erforscht, doch die Hinweise sind eindeutig: Der Mund ist ein Schlüsselorgan für die Gesundheit des Gehirns.

Kariesschutz durch Ölziehen

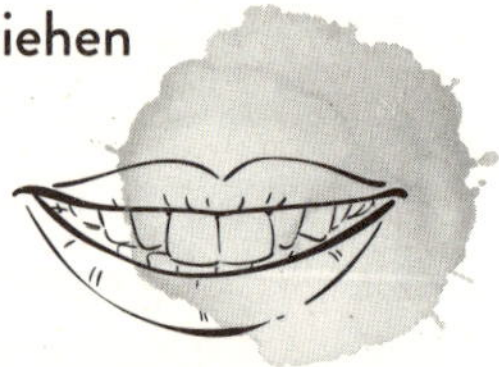

Streptococcus mutans ist ein besonders gut untersuchtes Bakterium, das durch regelmäßiges Ölziehen signifikant reduziert wird. Dieses Bakterium gilt als Hauptverursacher von Karies, da es Zucker in Säuren umwandelt, die den Zahnschmelz angreifen. Studien zeigen, dass Ölziehen mit Sesam- oder Kokosöl die Anzahl von *Streptococcus mutans* im Speichel und auf den Zähnen deutlich senken kann. Die positive Wirkung ist in der Regel jedoch etwas schwächer als bei medizinischen Mundspülungen. Dafür hat Ölziehen weniger Nebenwirkungen als einige medizinische Mundspülungen. So kann zum Beispiel Chlorhexidin die Zähne verfärben und Geschmacksstörungen verursachen.

Neben *Streptococcus mutans* werden auch andere schädliche Bakterien im Mundraum reduziert, darunter solche, die an Zahnfleischentzündungen (Gingivitis) und Mundgeruch beteiligt sind. Das Öl dringt beim Ziehen in Zahnzwischenräume und Zahnfleischtaschen ein und bindet dort schädliche Keime sowie deren Stoffwechselprodukte, sodass sie mit dem ausgespuckten Öl entfernt werden.

Zusätzlich zu den karies- und entzündungsfördernden Bakterien können auch Bakterien, die Mundgeruch verursachen, durch Ölziehen verringert werden. Studien bestätigen, dass Ölziehen die Keimzahl und die Plaquebildung reduziert, was sich positiv auf die Mundgesundheit auswirkt.

Die richtige Zahnpflege – mehr als nur Zähneputzen

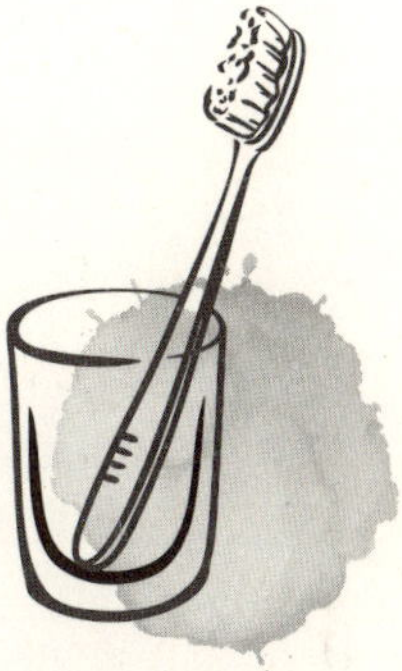

Gesunde Zähne sind die Basis für einen gesunden Körper. Wenn du deine Mundhygiene ernst nimmst, schützt du nicht nur dein Lächeln, sondern beugst auch aktiv Herzkrankheiten, Stoffwechselerkrankungen, Gelenkbeschwerden, Demenz und vielem mehr vor. So geht's:

- **Zweimal täglich Zähneputzen** mit fluoridhaltiger Zahnpasta entfernt Plaques und schützt vor Karies und Zahnfleischentzündungen. Die richtige Putztechnik (z.B. die »Bass-Methode«) und eine weiche Zahnbürste schonen Zahnfleisch und Zahnschmelz.
- **Zahnseide oder Interdentalbürsten** reinigen die Zahnzwischenräume, wo die Zahnbürste nicht hinkommt. Die tägliche Anwendung beugt Zahnfleischentzündungen und Karies zwischen den Zähnen vor.
- **Auf der Zunge** leben zahlreiche Bakterien, die Mundgeruch und Beläge verursachen können. Mit einem Zungenschaber oder einer speziellen Zungenbürste lassen sich diese Beläge sanft entfernen, was die Mundflora unterstützt und für frischen Atem sorgt (siehe auch Seite 71).

- **Mundspülungen** mit natürlichen Lösungen (z. B. mit Kamille, Salbei oder Myrrhe) wirken antibakteriell und entzündungshemmend. Auch Salzwasserlösungen können helfen, die Mundschleimhaut zu beruhigen und die Keimzahl zu reduzieren.
- **Achtsames und gründliches Kauen** regt die Speichelproduktion an, was die Selbstreinigung des Mundes unterstützt und die Verdauung fördert.
- **Regelmäßiges Trinken** (vor allem Wasser) hält die Schleimhäute feucht und fördert die Speichelbildung. Ein gut befeuchteter Mundraum ist weniger anfällig für Karies, Mundgeruch und Entzündungen.
- **Das Kauen von zuckerfreiem Kaugummi** nach den Mahlzeiten regt die Speichelproduktion an und unterstützt die Neutralisierung von Säuren im Mund.
- **Regelmäßige professionelle Zahnreinigungen** helfen, hartnäckige Beläge und Zahnstein zu entfernen, Entzündungen vorzubeugen und die Mundgesundheit langfristig zu sichern.
- **Natürliche Mundpflege wie Ölziehen** kann die Mundflora stärken und Entzündungen vorbeugen.

Was genau ist eine Ölziehkur?

Ölziehen wirkt für viele zunächst ungewohnt, ist aber ein erstaunlich simples und effektives Ritual. Die Grundidee: Du nimmst morgens auf nüchternen Magen einen Esslöffel hochwertiges Pflanzenöl in den Mund und bewegst es für fünf bis zwanzig Minuten langsam hin und her. Dabei ziehst du das Öl durch die Zahnzwischenräume, lässt es um die Zunge kreisen und spürst, wie es langsam immer dünnflüssiger wird. Danach spuckst du das Öl aus – und mit ihm, so die Theorie, zahlreiche Bakterien, Toxine und Stoffwechselprodukte, die sich über Nacht im Mund angesammelt haben.

Viele Menschen berichten, dass sie sich nach dem Ölziehen frischer fühlen, einen besseren Atem haben und sogar ihr allgemeines Wohlbefinden steigt. Aber wie lange sollte man eine Ölziehkur machen? Die klassische Empfehlung lautet, dieses Morgenritual mindestens zwei bis vier Wochen lang täglich durchzuziehen, um nachhaltige Effekte zu erzielen. Wer mag, kann das Ritual aber auch dauerhaft in die tägliche Routine integrieren – ähnlich wie das Zähneputzen. Es gibt keine feste Obergrenze, denn das Ölziehen ist sanft und belastet den Körper nicht.

Für wen ist das Ritual geeignet?

Grundsätzlich profitieren vom Ölziehen alle Erwachsenen, die Wert auf eine ganzheitliche Mund- und Körperpflege legen. Besonders empfehlenswert ist sie für Menschen mit empfindlichem Zahnfleisch, Neigung zu Mundgeruch und häufigerem Auftreten von Zahnfleischentzündungen oder für jede oder jeden als Ergänzung zur klassischen Mundhygiene. Auch wer sich für Detox interessiert, findet im Ölziehen ein unkompliziertes, alltagstaugliches Tool. Schwangere, Stillende und Kinder können das Ölziehen ebenfalls praktizieren, sollten aber einige Besonderheiten beachten (siehe Infokasten).

Viele Nutzerinnen und Nutzer empfinden das Ölziehen nicht nur als Reinigungsritual, sondern auch als bewusste Auszeit am Morgen – ein Moment, in dem sie achtsam in den Tag starten, sich auf sich selbst konzentrieren und Körper und Geist auf »Reset« stellen.

Ölziehen in der Schwangerschaft und für Kinder

Ölziehen kannst du auch in der Schwangerschaft und nach der Geburt in der Stillzeit praktizieren, sofern du ein hochwertiges Bio-Öl verwendest. Da Schwangere oft besonders empfindlich auf Geschmäcke und Gerüche reagieren, empfiehlt sich ein mildes Öl wie Kokosöl. Bei Unsicherheiten oder Vorerkrankungen solltest du Rücksprache mit deiner Hebamme oder Ärztin halten.

Auch Kinder können Ölziehen lernen, sobald sie alt genug sind, das Öl sicher auszuspucken und nicht zu schlucken. Beginne mit kleineren Mengen (z. B. einem Teelöffel) und einem milden Öl. Das Ritual solltest du bei deinen Kindern spielerisch und ohne Druck einführen. Bei Allergien gegen bestimmte Öle (z. B. Nussallergie) unbedingt Alternativen wählen.

Wer hat’s erfunden?

Das Ölziehen ist kein moderner Wellnesstrend, sondern tief verwurzelt in den traditionellen Naturheilverfahren. Besonders die ayurvedische Medizin Indiens, die zu den ältesten naturheilkundlichen Systemen der Geschichte zählt, hat das Ölziehen geprägt.

In alten Hausmittelbüchern finden sich gelegentlich Hinweise, dass das Ölziehen auch in der russischen Volksmedizin seit Generationen bekannt gewesen sei. Hier wurde angeblich traditionell Sonnenblumenöl verwendet, um Zahnfleischentzündungen vorzubeugen, Mundgeruch zu lindern und die allgemeine Gesundheit zu stärken. Das Ölziehen diente somit als preiswerte und effektive Methode zur Selbsthilfe besonders in ländlichen Regionen Russlands und oft als Ergänzung zu anderen natürlichen Heilmethoden wie Kräutertees oder Dampfbädern.

Allerdings gibt es keine dokumentierte weit zurückreichende Tradition des Ölziehens in der russischen Volksmedizin. Im Westen wurde das Ölziehen vor allem durch den ukrainischen Arzt Dr. Fedor Karach bekannt, der die Methode in den 1990er-Jahren auf einem Kongress vorstellte – er bezog sich aber selbst auf ayurvedische Praktiken und nicht auf eine russische Tradition. Genaue Zeit- und Quellenangaben zu diesem Ereignis fehlen allerdings, zitierfähige Publikationen eines Dr. Karach ebenfalls.

Auch dass Sonnenblumenöl in der russischen Volksmedizin traditionell für das Ölziehen verwendet wurde, ist tatsächlich nicht belegt. Sonnenblumenöl ist in Russland zwar ein weitverbreitetes Speiseöl, aber eine eigenständige Tradition des Ölziehens mit diesem Öl ist nicht nachweisbar. Als Selbsthilfemethode ist Ölziehen ebenfalls nicht als Maßnahme aus der Volksheilkunde bekannt, sondern als eine Methode der modernen russischen alternativen Medizin. Und während Kräutertees und Dampfbäder tatsächlich in den traditionellen Heilmethoden Russlands verankert sind, ist es das Ölziehen nicht.

Schon vor mehr als zweitausend Jahren empfahlen allerdings ayurvedische Ärzte, den Mund mit Sesamöl zu spülen, um »Ama«, also Stoffwechselschlacken und Gifte, aus dem Mundraum zu ziehen. Im Ayurveda gilt der Mund als Spiegel der Gesundheit: Zunge, Zähne und Zahnfleisch geben

Hinweise auf das innere Gleichgewicht der Doshas. Im Ayurveda ist das morgendliche »Gandusha« oder »Kavala« ein fester Bestandteil der täglichen Reinigung.

Meistens ist allerdings damit Kavala Graha gemeint. Hierbei nimmt man eine kleine Menge Öl in den Mund, bewegt sie mehrere Minuten hin und her und »zieht« sie durch die Zähne. Bei Gandusha oder Kavala Gandoosha dagegen füllt man den gesamten Mundraum mit Öl, bis kein Platz mehr ist, und »hält« das Öl. Das macht man im besten Fall so lange, bis sich Speichel gebildet hat, die Augen tränen oder die Nase anfängt zu laufen … Für Menschen, die mit dem Ölziehen beginnen möchten oder es einfach nur mal ausprobieren wollen, ist Kavala Graha die Methode der Wahl.

Was versteht man unter Doshas?

Im Ayurveda steuern drei grundlegende bioenergetische Prinzipien *(Doshas)* alle körperlichen und geistigen Prozesse. Sie heißen Vata, Pitta und Kapha, und ihre Verteilung beeinflusst Gesundheit und Wohlbefinden, aber auch den mentalen Zustand.

Ölziehen als Trend

Das Ölziehen soll nicht nur den Mundraum reinigen, sondern auch den gesamten Organismus entlasten und das Immunsystem stärken. Ayurveda-Ärztinnen und -Ärzte betonen, dass das Ritual Körper, Geist und Seele in Einklang bringe und ein wichtiger Baustein der Vorbeugung sei.

In den letzten Jahren hat das Ölziehen als Detox-Trend weltweit neue Aufmerksamkeit erhalten. Hollywoodstars, Influencerinnen und ganz normale Menschen schwören auf die Methode und teilen ihre Erfahrungen in sozialen Netzwerken. Prominente wie Gwyneth Paltrow, Miranda Kerr und Shailene Woodley haben wiederholt öffentlich über ihre Erfahrungen mit dem Ölziehen gesprochen. Gwyneth Paltrow, Schauspielerin und Gründerin der Lifestyle-Plattform Goop, hat in verschiedenen Interviews und auf ihrer Website berichtet, dass sie regelmäßig Ölziehen in ihre morgendliche Routine integriert. Paltrow empfiehlt insbesondere Kokosöl und beschreibt, dass sie sich dadurch frischer und gesünder fühlt. Miranda Kerr, Victoria's-Secret-Star und Gründerin der Bio-Hautpflegemarke Kora Organics, schätzt Kokosöl für die Mundpflege. Die Golden-Globe-Preisträgerin Shailene Woodley praktiziert ebenfalls Ölziehen und schwört auf die entgiftende Wirkung. Was früher ein Geheimtipp war, ist heute ein fester Bestandteil moderner Selfcare-Routinen – und das völlig zu Recht.

Was sagt die Wissenschaft?

Um das Ölziehen kursieren viele Mythen – von »entgiftet den ganzen Körper« bis »heilt chronische Krankheiten«. Aber was ist wirklich dran? Die wissenschaftliche Forschung zum Ölziehen ist noch relativ jung, doch es gibt einige interessante Erkenntnisse.

Was ist belegt?

Studien zeigen, dass regelmäßiges Ölziehen die Mundhygiene verbessern kann. Das Spülen mit Öl reduziert nachweislich die Anzahl bestimmter Bakterien im Mundraum (siehe Seite 48 f.), verringert Zahnbelag (Plaque) und kann Zahnfleischentzündungen (Gingivitis) lindern. Besonders bei Menschen mit Parodontitis oder häufigem Mundgeruch kann das Ölziehen eine sinnvolle Ergänzung zur regelmäßigen Zahnpflege sein. Auch der subjektive Eindruck eines frischeren Atems und eines sauberen Mundgefühls wird in vielen Erfahrungsberichten bestätigt. Wissenschaftliche Studien, vor allem aus Indien, belegen, dass Ölziehen mit Sesam- oder Kokosöl die Bakterienzahl im Mund signifikant senken, Plaque reduzieren und Zahnfleischentzündungen lindern kann (Asokan u.a. 2008; Peedikayil u.a. 2014). Besonders Kokosöl punktet dank seines hohen Laurinsäuregehalts mit zusätzlicher antibakterieller Wirkung (Thaweboon u.a. 2011). Große Übersichtsarbeiten und die American Dental Association betonen jedoch, dass Ölziehen die klassische Zahnhygiene nicht ersetzen kann und dass keine wissenschaftlichen Belege für eine systematische Entgiftung oder Heilung von Krankheiten vorliegen (Gbinigie u.a. 2016). Als ergänzendes Ritual ist Ölziehen aber sicher und kann das Mundgefühl sowie das allgemeine Wohlbefinden verbessern.

Was ist (noch) nicht belegt?

Die oft behauptete »Entgiftung des ganzen Körpers« durch Ölziehen ist wissenschaftlich bislang nicht nachgewiesen. Es gibt keine Studien, die eindeutig belegen, dass durch das Ölziehen Gifte und Stoffwechselprodukte aus dem gesamten Organismus entfernt werden. Auch die Heilung schwerer Krankheiten oder die Linderung chronischer Schmerzen durch Ölziehen ist nicht wissenschaftlich belegt. Die positiven Effekte auf die Psyche, etwa das Gefühl eines bewussten Morgenrituals, das Achtsamkeit und Selbstfürsorge fördert, sind hingegen gut nachvollziehbar.

Was sagen Experten?

Die meisten Zahnärztinnen und Mundhygiene-Experten sehen das Ölziehen als sinnvolle Ergänzung, aber nicht als Ersatz für das Zähneputzen oder medizinische Therapien. Wer regelmäßig ölzieht, sollte weiter auf eine gründliche Zahnpflege achten und bei Zahnproblemen immer eine professionelle Beratung in Anspruch nehmen.

Welche Öle eignen sich für eine Ölziehkur?

Nicht jedes Öl ist für das Ölziehen gleich gut geeignet. Die Wahl des richtigen Öls ist entscheidend für Geschmack, Wirkung und Verträglichkeit. Traditionell wird im Ayurveda Sesamöl verwendet. Es ist mild, hat eine angenehme Konsistenz und wird für seine entzündungshemmenden Eigenschaften geschätzt. Auch Kokosöl ist sehr beliebt, da es antibakteriell wirkt, einen angenehmen Geschmack hat und beim Spülen langsam schmilzt – besonders angenehm für Einsteigerinnen und Einsteiger. Olivenöl ist reich an Antioxidantien und wird oft wegen seiner pflegenden Wirkung auf das Zahnfleisch empfohlen.

Wichtig ist, dass das Öl kalt gepresst und von hoher Qualität ist. Nur so bleiben die wertvollen Inhaltsstoffe wie Vitamine, Antioxidantien und ungesättigte Fettsäuren erhalten. Raffinierte oder erhitzte Öle sind weniger wirksam und können sogar unerwünschte Stoffe enthalten.

Hier findest du die Porträts von sechs Pflanzenölen, die sich sehr gut zum Ölziehen eignen. Ein tierisches Produkt, das im Ayurveda ebenfalls zum Ölziehen verwendet wird, ist Ghee (Butterreinfett, dazu unten mehr). Wenn du wissen möchtest, welches Öl am besten zu dir passt, kannst du gerne zum Test zu den ayurvedischen Konstitutionstypen blättern (siehe Seite 64). Hier erfährst du, welches Öl besonders typgerecht für dich ist.

Sonnenblumenöl

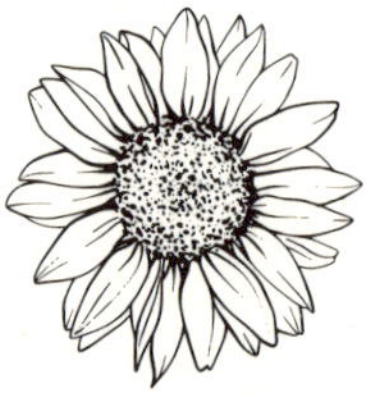

Sonnenblumenöl wird aus dem Samen der Sonnenblume *(Helianthus annuus)* gewonnen, die ursprünglich aus Nordamerika stammt und im 17. Jahrhundert nach Europa kam. Heute wird die Pflanze weltweit angebaut, besonders in Europa, China, Russland und Argentinien. Das Öl wird durch Pressen der Sonnenblumenkerne gewonnen und ist besonders reich an einfach und mehrfach ungesättigten Fettsäuren, vor allem Linolsäure, sowie an Vitamin E. Es schmeckt mild, leicht nussig und ist fast geruchlos. Sonnenblumenöl ist eines der am häufigsten verwendeten Speiseöle weltweit und wird wegen seiner guten Verträglichkeit und seines milden Geschmacks auch für das Ölziehen empfohlen. Es ist leicht verfügbar, preiswert und unterstützt die natürliche Bakterienflora der Mundschleimhaut, was es zu einer beliebten Wahl für die tägliche Ölziehkur macht

Rapsöl

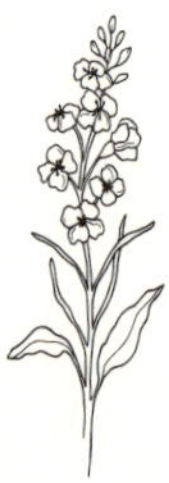

Rapsöl wird aus den Samen der Rapspflanze *(Brassica napus)* hergestellt, die in Europa, Nordamerika und Asien angebaut wird. Besonders verbreitet ist der sogenannte Doppelnullraps, dessen Samen ein hochwertiges, mildes Öl ergeben. Rapsöl ist reich an einfach und mehrfach ungesättigten Fettsäuren, darunter besonders viel Ölsäure, und enthält Vitamin E sowie Carotinoide. Es schmeckt neutral bis leicht nussig und ist sehr vielseitig in der Küche einsetzbar. Für das Ölziehen ist Rapsöl geeignet, weil es mild ist, die Schleimhäute nicht reizt und entzündungshemmende Eigenschaften besitzt – es kann also eine sanfte Alternative zu anderen Ölen sein

Distelöl

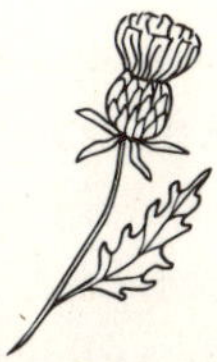

Distelöl, auch Safloröl genannt, wird aus den Samen der Färberdistel *(Carthamus tinctorius)* gewonnen, die in Europa, Asien und Nordamerika wächst. Das Öl ist besonders reich an Linolsäure (Omega-6-Fettsäure) und enthält wenig gesättigte Fettsäuren. Es ist leicht, zieht schnell ein und schmeckt mild bis leicht nussig. Distelöl wird in der Naturkosmetik für die Pflege empfindlicher, unreiner oder fettiger Haut geschätzt, weil es die Hautregeneration unterstützt und nicht die Poren verstopft. Für das Ölziehen ist Distelöl wegen seiner entzündungshemmenden und regenerierenden Wirkung auf die Schleimhäute geeignet – es kann helfen, die Mundgesundheit zu unterstützen und die natürliche Schutzfunktion zu stärken.

Kokosnussöl

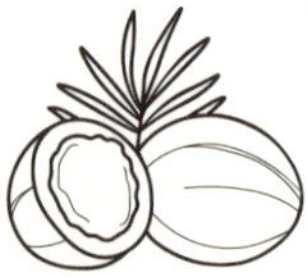

Das Öl wird aus dem Fruchtfleisch der Kokosnuss *(Cocos nucifera)* gewonnen, die in tropischen Regionen wie den Philippinen, Indonesien und Sri Lanka angebaut wird. Es besteht überwiegend aus gesättigten Fettsäuren, insbesondere Laurinsäure, und ist bei Raumtemperatur fest. Kokosöl schmilzt auf der Haut oder im Mund und schmeckt mild, mit einer leichten typischen Kokosnote. Bekannt ist es für seine antibakteriellen und antimikrobiellen Eigenschaften. Für das Ölziehen ist es besonders geeignet, weil es Bakterien im Mundraum reduzieren und so die Mundgesundheit unterstützen kann. Der milde Geschmack und die einfache Handhabung machen es zu einer beliebten Wahl, gerade auch für Einsteigerinnen und Einsteiger.

Sesamöl

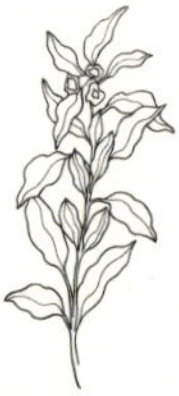

Sesamöl wird aus den Samen der Sesampflanze *(Sesamum indicum)* gewonnen, die ursprünglich aus Afrika und Asien stammt und heute weltweit in warmen Regionen angebaut wird. Das Öl enthält viele ungesättigte Fettsäuren (Linolsäure, Ölsäure), Vitamin E und antioxidative Verbindungen wie Sesamol und Sesamin. Es schmeckt nussig, ist hellgelb bis goldfarben und zieht schnell in die Haut ein. In der ayurvedischen Tradition wird Sesamöl seit jeher für Massagen und die Mundpflege verwendet. Für das Ölziehen ist Sesamöl besonders geeignet, weil es antibakteriell wirkt, die Schleimhäute schützt und die Mundgesundheit unterstützt. Es wird traditionell als Ölziehöl empfohlen und eignet sich auch für empfindliche Hauttypen.

Olivenöl

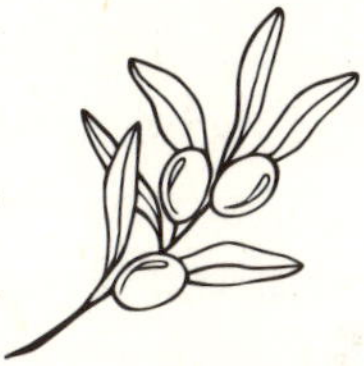

Olivenöl wird aus den Früchten des Olivenbaums *(Olea europaea)* gewonnen, der vor allem im Mittelmeerraum kultiviert wird. Die Oliven werden geerntet, gewaschen und kalt gepresst, um das hochwertige Öl zu gewinnen. Olivenöl besteht überwiegend aus einfach ungesättigten Fettsäuren, insbesondere Ölsäure, und enthält viele Antioxidantien wie Vitamin E und Polyphenole. Es schmeckt fruchtig bis würzig, je nach Sorte und Herkunft. Olivenöl ist in der mediterranen Küche unverzichtbar und wird traditionell auch in der Hautpflege verwendet. Für das Ölziehen ist Olivenöl wegen seiner entzündungshemmenden, antioxidativen und pflegenden Eigenschaften auf Schleimhäuten geeignet – es kann helfen, die Mundgesundheit zu stärken und die natürliche Schutzfunktion zu unterstützen.

Was ist Ghee?

Butterreinfett oder Butterschmalz hat eine tiefgoldene Farbe und zeichnet sich durch einen intensiven, leicht nussigen Geschmack aus. Zur Herstellung erhitzt man Butter langsam und entfernt dabei Wasser und Eiweißstoffe. Übrig bleibt reines Butterfett, das ohne die Bestandteile der Milch monatelang bei Zimmertemperatur aufbewahrt werden kann. Ghee – ausgesprochen »Gi« – enthält mehr gesättigte Fettsäuren als Olivenöl, Rapsöl oder Sonnenblumenöl. Seine besonderen Eigenschaften machen es zu einem der wertvollsten Fette in der Küche. Aber auch zur Hautpflege ist Ghee ausgezeichnet – vor allem für den Pitta-Hauttyp (siehe Seite 63).

Typgerecht ayurvedisch Öl ziehen

Vielleicht hast du dich schon einmal gefragt, warum manche Lebensmittel oder Einflüsse von außen dir guttun oder sogar Wunder wirken. Andere dagegen, auf die vielleicht sogar Freundinnen von dir schwören, wollen vielleicht irgendwie nicht so recht zu dir passen. Wenn du mehr darüber erfahren willst, lohnt sich ein Blick in die ayurvedische Lehre der Doshas. Ayurveda, das traditionelle Medizinsystem aus Indien, geht nämlich davon aus, dass jeder Mensch eine individuelle Konstitution aus den drei Grundenergien – den sogenannten Doshas – in sich trägt: Vata, Pitta und Kapha. Diese Doshas bestimmen nicht nur deinen Körperbau und deine Verdauung, sondern zum Beispiel auch, wie deine Haut auf Pflegeprodukte reagiert und welche Pflanzenöle dir besonders guttun – innerlich wie äußerlich. Die folgenden Beschreibungen sind natürlich idealtypisch – viele Menschen finden sich in Mischformen wieder. Aber du findest hier eine gute Orientierung, warum das eine Öl bei dir wirkt und das andere eher nicht.

Finde dein passendes Öl

Für jeden Konstitutionstyp gibt es passende Öle. Denn jedes Pflanzenöl hat besondere Eigenschaften wie leicht oder schwer, kühlend oder erwärmend. Diese kann man auch beim Ölziehen berücksichtigen. Als Basisöle werden im Ayurveda vor allem Sesamöl, Kokosöl und Ghee verwendet.

Kapha

Kapha bildet die Grundlage für Stabilität und Struktur, es verleiht Stabilität und Energie und sorgt für die Feuchtigkeit im Körper. Das Immunsystem, das Herz, die Lungenfunktion und die Lebenskraft werden durch Kapha beeinflusst. Kapha-Typen haben einen starken Knochenbau mit Neigung zu rundlich und eine gut entwickelte Muskulatur. Das Haar ist kräftig und wellig, der Teint eher hell. Typisch sind ein gutes Gedächtnis, ein ausgeglichener Energiehaushalt, Ausdauer und Toleranz, aber auch Bequemlichkeit und Phlegma. Zu typischen Beschwerden bei einem Übermaß an Kapha gehören Beschwerden im Lungen-, Bronchial- und Nebenhöhlenbereich. Ebenso neigen Kapha-Typen zu Übergewicht und zu Krankheiten, die in Zusammenhang damit stehen.

Pitta

Pitta steht für den Wärmeprozess im Körper und das Prinzip der Transformation. Dieses Dosha reguliert die Verdauung und den Stoffwechsel. Auch die Intelligenz und die Verständnisfähigkeit eines Menschen werden von Pitta gesteuert. Pitta-Typen sind oft schlank mit einem hellen Teint und Neigung zu Sommersprossen und Muttermalen. Pitta-Menschen sind dynamisch und körperlich und geistig außerordentlich leistungsfähig; körperliche Anstrengungen dienen ihnen oft als entspannender Ausgleich eines oft angespannten Gemüts. Sie besitzen eine rasche Auffassungsgabe, sind scharfsinnig und rhetorisch begabt und auf der anderen Seite hitzig und ungeduldig. Typische Beschwerden bei einem Übermaß an Pitta sind verstärktes Schwitzen,

Entzündungen, fieberhafte Infekte, Sodbrennen, Magenleiden und Hautkrankheiten sowie Sehbeschwerden.

Vata

Vata ist das Bewegungsprinzip und das Prinzip der Leichtigkeit. Es regelt die Tätigkeit der Muskulatur, der inneren Organe, des Geistes sowie der Sinnesorgane. Charakterisiert wird mit Vata eine facettenreiche Persönlichkeit mit vielen Talenten, die körperlich und geistig aktiv ist, künstlerisch begabt, kommunikativ, neugierig und schnell. Instabilität und ein Mangel an Ausdauer sind ebenfalls charakteristisch. Der Vata-Typ ist eher schmal gebaut und hat eine trockene Haut. Typisch sind eine empfindliche Verdauung und ein unregelmäßiger Appetit. Ungünstige Ernährungsgewohnheiten und Stress können zu Verstopfung und Blähungen führen. Anfällig ist auch das Nervensystem. Vata-Typen fangen sich schnell Infekte ein, vor allem Kälte und Wind machen ihnen zu schaffen. Psychische Störungen, Ängste, Erschöpfung und psychosomatische Erkrankungen sind bei einem Übermaß an diesem Dosha häufiger zu finden. Auch der Bewegungsapparat ist anfällig für Beschwerden.

Wie finde ich heraus, welcher Dosha-Typ ich bin?

Um deinen ayurvedischen Konstitutionstyp zu bestimmen, gibt es verschiedene Wege. Du kannst dich dafür selbst beobachten und überlegen, welche Eigenschaften der verschiedenen Typen am meisten auf dich zutreffen. Auch Faktoren wie dein allgemeines Wohlbefinden, deine Verdauung, körperliche Merkmale oder dein Schlafverhalten geben Hinweise auf dein Dosha-Profil. Wenn du es genauer wissen möchtest, könntest du einen kostenlosen Online-Test machen mit Fragen zu verschiedenen Lebensbereichen, beispielsweise:

- Wie sieht deine Haut aus (trocken, empfindlich, fettig)?
- Wie ist dein Körperbau?
- Wie schläfst du?
- Wie reagierst du auf Stress?
- Was isst du gerne?
- Wie ist dein Energielevel im Alltag?

Am Ende werden die Antworten ausgewertet, und du erfährst, welches Dosha bei dir dominiert – oft auch mit Hinweisen auf Mischtypen. Die Tests sind anonym, schnell gemacht und geben dir eine erste Orientierung, wie du deine Pflege und Ernährung anpassen kannst. Einen Test für deinen ayurvedischen Hauttyp findest du hier im Buch auf Seite 105.

Dosha-gerechte Öle zum Ölziehen

- Kapha-Typen sollten fürs Ölziehen zu Sonnenblumenöl, Rapsöl oder Distelöl greifen.
- Gut geeignet für Pitta-Typen sind Kokosnussöl, Sonnenblumenöl und Ghee. Kokosöl hat zu der antibakteriellen Wirkung auch noch eine entzündungshemmende Eigenschaft und ist daher für das Ölziehen bei vorrangigem Pitta-Dosha besonders zu empfehlen.
- Vata-Typen können reichhaltige Öle wie Sesamöl, Olivenöl und Ghee einsetzen. Sesamöl besitzt wie das Kokosöl zusätzlich zur antibakteriellen Wirkung noch eine entzündungshemmende Eigenschaft, weshalb das Sesamöl für Vata-Typen beim Ölziehen besonders geeignet ist.

Dein neues Morgenritual – so geht's

Du möchtest das Ölziehen ausprobieren? Hier habe ich zwei Varianten für dich, eine kurze mit fünf Minuten und eine längere mit zwanzig Minuten.

Damit du entspannt in den Tag starten kannst, stelle dir einen Wecker – je nachdem, mit welcher Ölziehen-Variante du loslegen möchtest – fünf Minuten oder zwanzig Minuten früher als sonst. Während du das Öl im Mund bewegst, kannst du schon deine To-do-Liste für den Tag durchgehen, das Fenster öffnen und frische Luft einatmen oder einfach die Ruhe genießen. Viele Menschen, die Ölziehen praktizieren, berichten, dass sie das Pflegeritual auch als kleine Achtsamkeitsübung schätzen. Studien zur Achtsamkeit und zu Morgenritualen zeigen, dass bewusste Routinen Stress reduzieren, das Wohlbefinden steigern und die Selbstwahrnehmung positiv beeinflussen können. Dies gilt nicht spezifisch für das Ölziehen, sondern für Rituale allgemein.

Mit den beiden hier vorgestellten Varianten findest du garantiert die passende Ölziehkur für deinen Alltag, ob als schneller Frischekick oder als ausgedehntes Selfcare-Ritual. Wichtig ist, dass du auf deinen Körper hörst, das Ölziehen mit Freude und Achtsamkeit angehst und dir kleine Fehler am Anfang verzeihst. Schon nach wenigen Tagen wirst du merken, wie aus einer neuen Routine ein lieb gewonnenes Morgenritual wird!

Worauf du in jedem Fall achten solltest

Für die Ölziehkur solltest du unbedingt auf folgende Punkte achten:

- **Bio-Qualität:** Nur Öle aus kontrolliert biologischem Anbau sind idealerweise frei von Pestiziden und Schadstoffen. Gerade bei einem Detox-Ritual wie dem Ölziehen willst du sicher sein, dass du keine unerwünschten Rückstände in den Mund bekommst.
- **Kaltpressung:** Kalt gepresste Öle enthalten die meisten wertvollen Inhaltsstoffe, darunter Vitamine, Antioxidantien und ungesättigte Fettsäuren. Sie sind naturbelassen und besonders wirksam.
- **Frische:** Achte darauf, dass das Öl frisch und nicht ranzig ist. Am besten lagerst du es dunkel und kühl, um die Qualität zu erhalten.
- **Neutraler Geschmack:** Gerade am Anfang ist ein mildes, angenehmes Öl wie Kokos- oder Sonnenblumenöl empfehlenswert.

Ist Ölziehen sicher?

Ölziehen gilt als sicher, wenn du das Öl nicht schluckst. Es gibt keine Berichte über schwerwiegende Nebenwirkungen, aber gelegentlich kann es zu Übelkeit oder leichtem Würgereiz kommen. Allergische Reaktionen auf bestimmte Öle (z. B. Sesam) sind selten, aber möglich.

Die Fünf-Minuten-Ölziehkur: Schnell, effektiv, alltagstauglich

Ideal für Einsteigerinnen und Einsteiger, Vielbeschäftigte und alle, die morgens wenig Zeit haben. Hier ist die Schritt-für-Schritt-Anleitung:

1. **Vorbereitung:** Stelle dein Öl griffbereit ins Badezimmer. Ein Teelöffel reicht für den Anfang.
2. **Start:** Direkt nach dem Aufstehen, auf jeden Fall vor dem Zähneputzen oder Trinken, nimmst du einen Teelöffel Öl in den Mund.
3. **Ölziehen:** Bewege das Öl langsam im Mund hin und her, ziehe es durch die Zahnzwischenräume, lass es um die Zunge kreisen. Versuche, den Kiefer dabei locker zu lassen. Tipp: Nutze die Zeit, um dich zu dehnen, das Fenster zu öffnen oder deine Gedanken für den Tag zu ordnen.
4. **Dauer:** Zieh das Öl für mindestens fünf Minuten. Wenn es dir schwerfällt, beginne mit zwei bis drei Minuten und steigere dich langsam.
5. **Ausspucken:** Spuck das Öl in ein Papiertuch und entsorge es im Hausmüll (nicht ins Waschbecken, so gelangen schädliche Bakterien ins Abwasser, und die Abflussrohre können mit der Zeit verstopfen, was ziemlich teuer werden kann, wenn ein Handwerker kommen muss, um sie wieder freizuspülen).
6. **Nachbereitung:** Spüle deinen Mund gründlich mit warmem Wasser aus und putze wie gewohnt die Zähne.

Worauf du achten solltest:

- **Nicht zu viel Öl nehmen** – ein Teelöffel reicht für den Anfang.
- **Das Öl nicht zu hastig bewegen** – das führt zu Muskelkater im Kiefer.

- **Nicht schlucken!** Das Öl bindet Bakterien und Toxine, die du nicht wieder aufnehmen möchtest.
- **Locker bleiben!** Wenn der Kiefer ermüdet, kurz pausieren oder das Öl einfach im Mund ruhen lassen.
- **Konsistenz des Öls:** Das Öl wird dünnflüssiger und weißlich – ein Zeichen, dass es wirkt.
- **Das Öl nicht ins Waschbecken spucken** – besser im Müll entsorgen.
- **Regelmäßigkeit ist Trumpf:** Stell das Öl sichtbar neben die Zahnbürste, um das Ritual nicht zu vergessen.

Experten-Tipp

Dr. med. Grit Scharnowski, Zahnärztin aus Finning: »Ölziehen ist kein Ersatz für das Zähneputzen, aber eine tolle Ergänzung – gerade für Menschen mit empfindlichem Zahnfleisch oder häufigerem Mundgeruch. Wichtig ist, auf hochwertige, kalt gepresste Öle in Bio-Qualität zu achten und das Öl nicht zu schlucken.«

Die Zwanzig-Minuten-Ölziehkur: Für Fortgeschrittene und Detox-Fans

Ideal, wenn du das Ritual vertiefen oder als bewusste Auszeit nutzen möchtest.

So geht's, step by step.

1. **Vorbereitung:** Wähle ein hochwertiges Bio-Öl, wenn du möchtest, typgerecht. Verwende einen Esslöffel (ca. 10 bis 15 ml) davon.
2. **Start:** Nach dem Aufstehen, auf nüchternen Magen, das Öl in den Mund nehmen.
3. **Ölziehen:** Ziehe das Öl langsam und gleichmäßig durch die Zähne, lass es um die Zunge kreisen. Versuche, dabei ruhig zu atmen und dich zu entspannen. Nutze die Zeit

für kleine Morgenrituale: Meditiere, höre Musik, schreibe ein Dankbarkeitstagebuch oder bereite dein Frühstück vor.

4. **Dauer:** Halte das Öl für fünfzehn bis zwanzig Minuten im Mund. Es darf auch zwischendurch einfach ruhen – wichtig ist, dass du dich wohlfühlst.
5. **Ausspucken:** Nach zwanzig Minuten ist das Öl meist weißlich und dünnflüssig. Spucke es in ein Papiertuch und entsorge es im Hausmüll.
6. **Nachbereitung:** Spüle den Mund mit warmem Wasser aus, nutze optional einen Zungenschaber und putze anschließend die Zähne.

Worauf du achten solltest

- **Geduld:** Am Anfang erscheint die Zeit lang – beschäftige dich nebenbei mit leichten Tätigkeiten.
- **Kiefer entspannen:** Nicht zu kräftig ziehen, sondern sanft und gleichmäßig bewegen.
- **Achtsamkeit:** Nutze die Zeit bewusst als Selfcare-Moment.
- **Ölqualität:** Bio und kalt gepresst sind Pflicht – so vermeidest du Schadstoffe und profitierst von den wertvollen Inhaltsstoffen.
- **Verwende nicht zu große Mengen Öl** – ein Esslöffel reicht, sonst wird das Ziehen unangenehm.
- **Das Öl nicht schlucken** – immer ausspucken, um keine gelösten Toxine aufzunehmen.
- **Erwarte nicht zu viel:** Ölziehen ist ein unterstützendes Ritual, kein Wundermittel.

Häufige Stolpersteine und Lösungen

Problem: Nach dem ersten Versuch mit dem Ölziehen wird dir übel.

Lösung: Probiere ein anderes Öl oder beginne mit einer kleineren Menge. Kokosöl ist besonders mild und wird von vielen als angenehm empfunden.

Problem: Du vergisst das Ölziehen im Alltagstrubel.

Lösung: Stell dir eine Erinnerung im Handy oder lege das Öl sichtbar neben die Zahnbürste.

Problem: Du hast wenig Zeit am Morgen.

Lösung: Schon fünf Minuten sind besser als gar nichts – und du kannst das Ölziehen mit anderen Tätigkeiten kombinieren.

Noch mehr Gesundheitsbooster für den Mund

Das Ölziehen ist ein großartiger Start, aber es gibt noch weitere traditionelle Routinen, die deinen Mund und Körper unterstützen.

Zunge schaben – Frische beginnt auf der Zunge

Die Zunge ist nicht nur ein Spiegel deiner Gesundheit, sondern auch ein Sammelplatz für Bakterien, Beläge und Stoffwechselprodukte. Im Ayurveda gehört das morgendliche Zungenschaben seit Jahrtausenden zur täglichen Mundhygiene – und auch bei uns entdecken immer mehr Menschen dieses einfache, aber effektive Ritual. Mit einem speziellen Zungenschaber aus Edelstahl oder Kupfer (alternativ geht auch ein Teelöffel) ziehst du sanft von hinten nach vorne über die Zunge. Das entfernt Beläge, reduziert Bakterien und sorgt für frischen Atem. Wissenschaftliche Studien bestätigen: Regelmäßiges Zungenschaben kann die Mundflora verbessern und das Risiko für Karies und Mundgeruch senken.

Tipp

Nach dem Schaben den Schaber gründlich ausspülen und das Ritual am besten direkt nach dem Aufstehen in Angriff nehmen – vor dem Trinken oder Zähneputzen.

Nase reinigen – freie Atemwege für mehr Wohlbefinden

Die Reinigung der Nase ist in vielen Kulturen ein fester Bestandteil der Gesundheitsvorsorge. Besonders im Yoga und Ayurveda ist das »Nasenspülen« (Neti) ein bewährtes Ritual. Mit einer kleinen Kanne (Neti-Kännchen) und lauwarmem Salzwasser spülst du sanft die Nasengänge aus. Das befreit von Staub, Pollen und Schleim, beugt Infekten vor und sorgt für freie Atmung – ideal gerade in der Erkältungszeit oder bei Allergien. Du kannst aber auch eine Nasendusche und Nasenspülsalz aus dem Drogeriemarkt verwenden.

Viele Nutzerinnen berichten, dass sie sich nach der Nasenspülung erfrischt und konzentrierter fühlen. Die Methode ist einfach: Kännchen mit lauwarmer Salzlösung füllen, Kopf leicht zur Seite neigen, Lösung durch ein Nasenloch einfließen lassen und durch das andere wieder herauslaufen lassen. Anschließend gut schnäuzen.

Tipp

Die Salzlösung sollte isotonisch sein (ca. 0,9 %), um die Schleimhäute nicht zu reizen.

Heißes Wasser trinken – sanfter Detox von innen

Ein Glas heißes Wasser am Morgen ist eines der einfachsten und wirksamsten Detox-Rituale aus dem Ayurveda. Es regt die Verdauung an, hilft dem Körper beim »Aufwachen« und unterstützt die natürliche Entgiftung. Das heiße Wasser spült über Nacht angesammelte Stoffwechselprodukte aus, fördert die Durchblutung der Schleimhäute und bereitet den Magen sanft auf das Frühstück vor. Viele Ayurveda-Ärztinnen empfehlen, das Wasser kurz aufzukochen und dann schluckweise, möglichst heiß (aber angenehm trinkbar) zu genießen. Erfahrungsberichte zeigen: Wer regelmäßig heißes Wasser trinkt, fühlt sich vitaler, die Verdauung läuft »runder«, und das allgemeine Wohlbefinden steigt.

Übungen für den Mundraum – Zungenyoga für mehr Energie

Im Yoga gibt es spezielle Zungen- und Mundübungen, die die Durchblutung fördern, die Muskulatur stärken und die Speichelproduktion anregen. Eine einfache Übung: Strecke die Zunge so weit wie möglich heraus, halte sie einige Sekunden und entspanne wieder. Wiederhole das fünfmal. Oder: Rolle die Zunge und bewege sie kreisförmig im Mund – das lockert die Muskulatur und fördert die Beweglichkeit. Auch das »Brüllen des Löwen« (Simhasana) – Zunge weit herausstrecken, Augen aufreißen und tief ausatmen – ist eine klassische Yoga-Übung, die Verspannungen im Kiefer löst und für einen Frischekick sorgt. Viele berichten, dass sie nach diesen Übungen wacher und konzentrierter sind – ein kleiner Energizer für zwischendurch.

So integrierst du die Booster in deinen Alltag

- Stelle den Zungenschaber neben die Zahnbürste, so vergisst du das Ritual nicht.
- Mach die Nasenspülung zu einem festen Bestandteil deiner Morgenroutine, besonders in der Allergie- oder Erkältungszeit.
- Trinke dein heißes Wasser direkt nach dem Aufstehen, am besten vor dem Kaffee oder Tee.
- Baue die Zungenübungen in deine Mittagspause ein. Sie dauern nur wenige Minuten, bringen aber sofort spürbare Frische.

Diese kleinen, natürlichen Routinen lassen sich leicht in den Alltag integrieren, sorgen für mehr Frische, bessere Mund- und Nasengesundheit und schenken dir jeden Tag einen kleinen Selfcare-Moment – ganz ohne großen Aufwand, aber mit spürbarer Wirkung.

Erfahrungsberichte aus der Community

Petra, 54, aus Hamburg: »Ich war anfangs skeptisch, ob das wirklich was bringt. Aber nach einer Woche Ölziehen war mein Mundgefühl morgens viel angenehmer. Mein Zahnfleisch blutet nicht mehr so leicht, und mein Atem ist frischer. Ich mache es jetzt fast jeden Tag. Es ist mein kleiner Detox-Moment am Morgen.«

Sabine, 48, aus München: »Ich habe oft mit empfindlichem Zahnfleisch zu kämpfen. Seit ich morgens Kokosöl ziehe, sind die Entzündungen seltener geworden. Es ist ein bisschen wie Meditation: Ich komme zur Ruhe, bevor der Trubel losgeht.«

Jörg, 57, aus Köln: »Als Kaffee-Liebhaber hatte ich oft das Gefühl, dass mein Atem nicht gerade frisch ist. Ölziehen mit Sesamöl hat das echt verbessert. Ich mache es, während ich meine Mails checke – so vergeht die Zeit wie im Flug.«

2 SIMPLY BEAUTIFUL

Öle für Haut & Haar

Pflanzenöle stecken voller Energie und sind reich an Wirkstoffen, die auch auf deiner Haut und im Haar Wunder wirken. Sie schützen das Mikrobiom auf der Haut und wirken wie ein Anti-Aging-Booster. Hier erfährst du, warum Pflanzenöle für deine Hautpflege so wertvoll sind, was sie können und worauf du achten solltest, damit deine Haut lange schön und gesund bleibt.

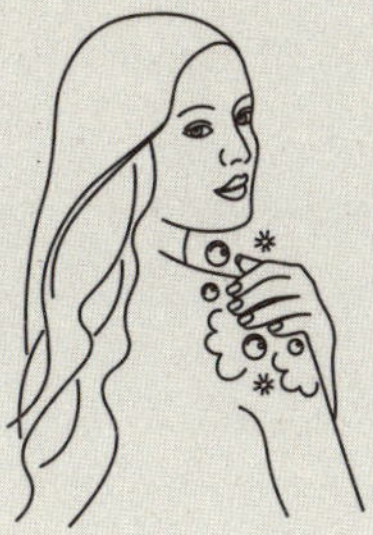

DEINE HAUT – SPIEGEL DEINES WOHLBEFINDENS

Deine Haut ist wie ein offenes Buch. Sie kann ein schöner Hingucker sein und entwickelt mit den Jahren Charakter. Kein Organ ist größer als sie und keines schwerer – und dabei ist die Haut auch noch unglaublich vielseitig. Stell dir vor, du könntest sie ausbreiten wie eine Landkarte: Dann würde sie eine Fläche von etwa 1,8 Quadratmetern bedecken, und ihr Gewicht kann, je nach deiner Körpergröße, locker zwischen drei und zehn Kilo liegen. Wer das Fettgewebe unter der Haut mitzählt, kommt sogar auf bis zu zwanzig Kilo. Das ist beeindruckend, oder? Und dabei ist die Haut nicht nur schwer und groß, sondern auch ein echtes Multitalent.

Superorgan und Multitasker

Deine Haut schützt dich vor allem, was von außen kommt: Hitze, Kälte, Sonnenlicht, Verletzungen und Krankheitserreger. Sie ist wie eine weiche, widerstandsfähige Rüstung, die dich vor all den kleinen und großen Angriffen des Alltags bewahrt. Gleichzeitig ist sie aber auch flexibel und anpassungsfähig – wie eine moderne Funktionsjacke, die dich vor Wind und Wetter schützt, aber trotzdem atmen lässt. Deine Haut kann Wasser und Fett speichern, und sie bildet den Hormonvorläufer Vitamin D_3, wenn du in der Sonne bist. Das ist unentbehrlich, um im Darm Kalzium aus der

Nahrung aufzunehmen und es in die Knochen einzubauen. Und die Haut hilft, deine Körpertemperatur im Gleichgewicht zu halten. Wenn dir heiß wird, fängst du an zu schwitzen, und das kühlt dich ab. Wenn dir kalt ist, ziehen sich die Blutgefäße zusammen, damit du nicht zu viel Wärme verlierst.

Männerhaut ist ein bisschen anders

Die Haut von Männern ist hormonell bedingt etwas fester als die von Frauen. Sie enthält mehr Bindegewebe und kann mehr Wasser binden. Es gibt spezielle Gesichtsöle, die auf die Bedürfnisse von Männerhaut abgestimmt sind – zum Beispiel mit kühlenden oder beruhigenden Zusätzen.

Die Haut ist aber noch mehr. Sie ist auch ein Spiegelbild deiner Seele. Du kennst sicher die Redewendung »das juckt mich nicht« oder »das geht mir unter die Haut«. Tatsächlich können sich Gefühle auf unserer Haut zeigen. Wenn wir uns schämen oder ärgern, werden wir rot. Wir werden blass, wenn wir geschockt sind. Und langfristigere Hautveränderungen bis hin zu Hautkrankheiten können immer auch ein Hinweis darauf sein, dass es uns psychisch nicht so gut geht. Schließlich besitzt die Haut auch Zelltypen, an die Stresshormone besonders leicht andocken können. Pickel oder Unreinheiten können unter Stress regelrecht aufblühen.

Dass deine Psyche und die Haut so eng miteinander verbunden sind, hängt auch mit ihrem gemeinsamen Ursprung zusammen. Beim Embryo im Mutterleib entwickeln sich Gehirn, Nerven und Haut aus dem gleichen Ursprung, der sogenannten Neuronalplatte.

Tatsächlich zeigt die Haut nicht nur, wie wir empfinden. Wir können durch sanfte Berührungen der Haut auch dafür sorgen, dass es uns wieder besser geht. Vor etwa 25 Jahren entdeckten schwedische Forscher und Forscherinnen von der Universität in Göteborg in der Haut Nervenfasern, die positiv auf Streicheln reagieren. Diese sogenannten c-taktilen Fasern befinden sich überall auf der Haut, wo Haare wachsen. Also überall, außer in den Hand- oder Fußflächen. Wenn uns jemand an diesen Stellen streichelt, wird das Kuschelhormon Oxytocin ausgeschüttet, und das hemmt Stresshormone. Gönnen wir uns selbst eine kleine Massage, berühren wir uns selbst, ist – das hast du wahrscheinlich selbst schon längst herausgefunden – der positive Effekt weniger stark, aber auch das kann sich wohltuend auswirken.

Drei Schichten

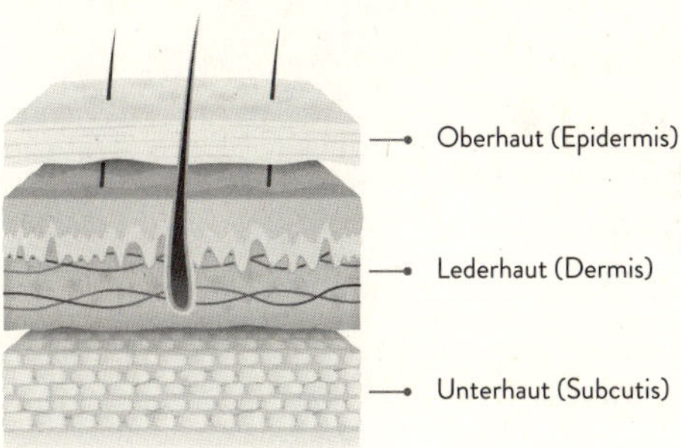

Unter dem Mikroskop kannst du sehen, dass die Haut aus verschiedenen Schichten besteht. Jede hat eine andere Bauweise und unterschiedliche Funktionen: Die Oberhaut (Epidermis) ist die äußerste Schicht, die du jeden Tag siehst und pflegst. Sie besteht aus mehreren Lagen von Zellen, wobei die obersten abgestorben sind und als Hornschicht deinen Körper schützen. Darunter liegt die Keimschicht, die ständig neue Zellen nachliefert. Diese frischen Zellen wandern nach oben, werden flacher und bilden schließlich die Hornschicht. In der untersten Schicht der Oberhaut, der Basalschicht, sitzen die sogenannten Stammzellen, aus denen sich neue Hautzellen bilden. Hier gibt es auch die pigmentbildenden Zellen, die Melanozyten, die für deine Hautfarbe und eventuelle Sonnenbräune verantwortlich sind. In der Stachelzellschicht findest du zudem spezielle Immunzellen, die Langerhans-Zellen, die wie kleine Wächter deinen Körper vor Eindringlingen schützen.

Schutzfaktor Melanin

In der Basalschicht wird der Hautfarbstoff Melanin hergestellt. Melanin legt sich wie eine Kappe über die Zellkerne, in denen sich das Erbgut (DNA) jedes Menschen befindet. So ist die DNA bis zu einem gewissen Maß vor schädlicher UV-Strahlung geschützt. Äußerlich sichtbar ist dies daran, dass die Haut bei Sonneneinstrahlung dunkler wird.

Die Lederhaut (Dermis) ist die mittlere Schicht und sorgt dafür, dass deine Haut fest, aber trotzdem elastisch bleibt. In ihr verlaufen Blutgefäße, Nerven und Sinneszellen, mit denen du Berührungen, Schmerz, Wärme und Kälte spürst. Die Lederhaut ist also so etwas wie das Gefühlszentrum deiner Haut. Hier nimmst du die Welt wahr und fühlst, was um dich herum passiert.

Die Unterhaut (Subcutis) ist die tiefste Schicht und besteht hauptsächlich aus Bindegewebe und Fettzellen. Sie dient als Polster, schützt deine Knochen und Gelenke vor Stößen und speichert Energie und Wärme. Hier werden auch wichtige Hormone und Botenstoffe gebildet, die für die Gesundheit des ganzen Körpers von Bedeutung sind.

Entgiftungsorgan Haut

Neben Leber, Nieren und Lunge ist die Haut ein wichtiges Organ, um Schadstoffe loszuwerden und nach außen zu leiten. Das geschieht über die Schweiß- und die Talgdrüsen. Beim Schwitzen transportieren wir wasserlösliche Abfallstoffe nach außen, über die Poren in der Haut fettlösliche. So können sich diese nicht im Fett- und Bindegewebe oder auch in anderen Körpergeweben wie Muskulatur und Gelenken ablagern.

Eine unreine Haut kann ein Zeichen dafür sein, dass der Körper mit dem Entgiften Probleme hat. Dabei spielt das sogenannte Interstitium der Haut eine Rolle. Es wurde 2018 in *Scientific Reports* erstmals beschrieben. Diese Schicht, die Forscher bislang immer als eine Art dickeres Bindegewebe betrachtet hatten, befindet sich im Unterhautgewebe, aber auch im Verdauungstrakt, in den Lungen und Harnwegen sowie in den umliegenden Muskeln. Sie besteht aus einer Art Tunnelsystem, das von einem Gitter aus dicken Kollagenbündeln unterstützt wird und mit Flüssigkeit gefüllt ist. Genauso wie der Blutkreislauf und das Lymphsystem dient diese Schicht dem Stofftransport und leitet Abfall- und Schadstoffe aus den Körperzellen zu den Ausscheidungsorganen. Ein gesunder Lebensstil mit ausgewogener Ernährung, ausreichend Bewegung, einem vernünftigen Stressmanagement und auch einer guten Hautpflege können das Interstitium und seine Entgiftungsarbeit unterstützen.

Auch die Haut hat ein Mikrobiom

Auf der Oberhaut liegt ein weiterer Schutzfilm. Genau wie in der Mundhöhle und im Darm leben auch auf der Haut Millionen für das bloße Auge unsichtbare Bewohner: Pilze,

Bakterien und Mikroorganismen. Sie bilden mit den Sekreten aus den Talg- und Schweißdrüsen einen schützenden Film. Eine behutsame Pflege und Reinigung ist das A und O, um dieses Mikrobiom nicht aus dem Gleichgewicht zu bringen. Bei einer gestörten Hautflora kann es vorkommen, dass Krankheitserreger in die Haut eindringen oder die Haut empfindlicher wird. Auch Entzündungen können sich womöglich schneller entwickeln. Chronische Entzündungen wiederum können dazu beitragen, dass die Haut schneller altert. Ein ausgeglichenes Mikrobiom dagegen sorgt dafür, dieses komplexe Ökosystem im Gleichgewicht zu halten.

Je nach Hautregion und Säuregrad (pH-Wert) unterscheidet sich die Zusammensetzung der Hautflora. Trockene Hautregionen sind zum Beispiel die Arme und Beine, feuchte Regionen sind die Achseln, der Intimbereich und die Füße. Besonders talghaltig und ölig sind dagegen Kopfhaut und Stirn. Damit das Mikrobiom in Balance bleibt, ist es wichtig, die Hautpflege an die Bedürfnisse der verschiedenen Körperregionen anzupassen. Pflanzenöle können hierbei wunderbar unterstützen.

Spieglein, Spieglein …

Deine Haut ist nicht nur Schutzschild und Energiespeicher, Hormonproduzent und Sinnesorgan: Sie spiegelt auch wider, wie es dir geht. Ist sie frisch und strahlend, fühlst du dich meist auch wohl. Ist sie trocken, gereizt oder müde, ist das oft ein Zeichen, dass dein Körper Ruhe oder Pflege braucht. An der Haut kannst du auch das Alter eines Menschen ablesen. Kennst du das Märchen »Schneewittchen« und die Szene, in der die Stiefmutter von Schneewittchen den Spiegel täglich fragt: »Spieglein, Spieglein in der Hand, wer ist die Schönste im ganzen Land?« Sie hatte wohl eine Ahnung davon, dass ihre Haut nicht lügen würde …

Denn je mehr Lebensjahre du sammelst, desto mehr verlangsamt sich der Erneuerungsprozess der Haut. Die sichtbare Hautalterung beginnt etwa ab dem 25. Lebensjahr. Dann lässt die Erneuerungsfähigkeit der Zellen Stück für Stück nach. Während jüngere Menschen alle vier Wochen eine »frische« Haut bekommen, erneuert sich die Oberhaut bei älteren Menschen durchschnittlich nur noch alle 35 Tage. Verändern sich bei Frauen in den Wechseljahren die Hormonspiegel, verliert die Haut an Spannkraft und wird auch noch trockener. Mit der Zeit bildet sich die Haut immer langsamer neu, und eine Kompletterneuerung kann bis zu neunzig Tage dauern.

Black Power

Wer mit dunkler Haut geboren wird, darf sich länger über ein zartes, glattes Hautbild freuen. Je dunkler die Hautfarbe, desto langsamer altert die Haut. Dunkel gebräunte Haut altert dagegen schneller.

Alles, was der Haut guttut

Warum manche Achtzigjährige eine feste Haut haben und andere so alt aussehen, wie sie sind, liegt zu einem großen Teil an den Genen. Allerdings kann jede und jeder von uns – auch bei erblicher Vorbelastung – viel für ein frisches Hautbild tun. Denn deine Haut revanchiert sich für einen gesunden Lebensstil. An der Haut lässt sich immer ablesen, wie gesund du lebst und ob du genug schläfst. Hautärzte gehen davon aus, dass wir zu einem großen Teil unsere Hautgesundheit selbst in der Hand haben.

Der Zustand unserer Haut wird vor allem beeinflusst durch: Sonneneinstrahlung, Temperaturschwankungen, Schlafgewohnheiten, was wir essen und trinken, ob wir rauchen und regelmäßig alkoholische Getränke zu uns nehmen, ob wir Medikamente einnehmen und mit welchen Produkten wir uns pflegen.

Besonders zu viel Sonne fördert die Hautalterung. Vor allem die UV-A-Strahlung schädigt das Kollagen im Bindegewebe, die Haut verliert ihre Elastizität, und es entstehen Falten. Auch für Hautkrebs ist zu viel Sonnenlicht die Hauptursache.

Was ist eigentlich Kollagen?

Im Stütz- und Bindegewebe, in den Knochen, im Knorpel und in Muskeln und Faszien sorgt Kollagen als Baustoff für Halt. Der Körper kann dieses faserartige Struktureiweiß in der mittleren Hautschicht in ausreichender Menge selbst bilden. Sichtbar ist dies an einem jugendlich straffen Hautbild, denn Kollagen speichert auch jede Menge Wasser. Doch es sorgt auch innen für Struktur und Halt, indem es unsere Blutgefäße elastisch hält und die Bänder und Sehnen unseres Bewegungsapparats festigt. Mit zunehmendem Alter und bedingt durch hormonelle Veränderungen vermindert sich die Produktion von Kollagen etwa ab dem 25. Lebensjahr um zwei Prozent jährlich, so eine Faustregel.

Ein richtig schlimmer Hautkiller ist auch Tabakrauch. Er fördert die Bildung von aggressiven Sauerstoffverbindungen im Körper. Diese sogenannten freien Radikale zerstören Kollagenfasern und hemmen ihre Neubildung; außerdem vermindert Nikotin die Durchblutung der Haut.

Regelmäßiger Alkoholgenuss wiederum ist ein Wasserräuber, die Hautzellen erholen sich dadurch schlechter.

Zu wenig oder schlechter Schlaf wirkt sich ebenfalls auf die Hautgesundheit aus. Denn die meisten Erholungs- und Regenerationsvorgänge im Körper finden statt, während wir schlafen.

Auch unsere Ernährung – was wir essen und wie viel, was wir trinken, ob wir genug trinken – färbt auf unser Hautbild ab. Heute weiß man, dass Zucker (auch in Getränken!) Alterungsprozesse fördert. Und eine zu geringe Flüssigkeitszufuhr wirkt sich negativ auf den Energiehaushalt in den Zellen aus. Dabei ist Wasser am besten, schließlich bestehen wir zum Großteil daraus. Ideal ist Mineralwasser, in Deutschland kannst du in den meisten Gegenden aber auch Wasser aus dem Hahn trinken. Es ist eines der bestkontrollierten Lebensmittel.

Und dann wäre da noch unser Alltag mit seinen unzähligen, unsichtbaren chemischen Belastungen wie Luftverschmutzung, Ozon, Zusatzstoffe in Nahrungsmitteln, Medikamentenrückstände in Trinkwasser, Chemikalien in Reinigungsmitteln, unserer Kleidung oder konventionellen Kosmetikprodukten …

Der Hautalterung sinnvoll vorbeugen

Wenn du weißt, was deiner Haut schadet und sie stresst, kannst du deinen Lebensstil so anpassen, dass du schädigende Einflüsse auf deine Haut möglichst klein hältst. Das ist nur fair, denn deine Haut tut so viel für dich und dein Wohlbefinden! Sie erneuert sich ständig selbst, heilt Wunden, schützt dich vor Infektionen und sorgt dafür, dass du dich in ihr wohlfühlst und dein Spiegelbild magst. Und das alles mehr oder weniger automatisch, ohne dass du darüber nachdenken musst. Tu ihr und damit dir etwas Gutes, indem du ihr genügend Aufmerksamkeit schenkst. Das betrifft vor allem vier Alltagsfaktoren, die du relativ leicht in den Griff bekommen kannst: UV-Strahlung, Genussgifte, Essen, Trinken.

- **Vermeide Lichtalterung** durch ausgedehnte Sonnenbäder oder längere Aufenthalte in der Sonne und schütze dich durch geeignete Produkte mit angemessenem Lichtschutzfaktor.

- **Gewöhne dir das Rauchen ab,** verzichte am besten auf Alkohol oder genieße ihn nur in Maßen.
- **Eine Ernährung voller Antioxidantien** schützt auch die Haut. Einige Gemüse und Früchte – vor allem gelbe und orangefarbene – sind besonders reich an diesen Zellschützern, also etwa Möhren und Aprikosen. Aber auch Blaubeeren, grüne Blattgemüse, Paprika, Tomaten, Bohnen, Hülsenfrüchte, Nüsse und fetter Seefisch enthalten jede Menge zellschützende Stoffe. Weil eine Ernährung, die reich an Zucker und ungesunden Fetten (zum Beispiel aus Wurst und rotem Fleisch oder auch Chips, Pommes und Süßkram) ist, Alterungsprozesse fördert, solltest du solche Lebensmittel nur sehr maßvoll genießen.
- **Ausreichend Trinken ist das A und O,** da die Haut zu einem großen Teil aus Wasser besteht. Eine gesunde Flüssigkeitszufuhr fördert die Durchblutung und den Stoffwechsel der Haut und sorgt für ein frisches, pralles Aussehen. Eine gut hydrierte Haut altert auch langsamer.

Professionelle Hilfe

Auch dermatologische Behandlungen wie Lasertherapie, Microneedling – eine beliebte Gesichtsbehandlung mit feinen Nadeln, die etwa bei Falten oder Pigmentstörungen angewendet wird – oder chemische Peelings helfen, die Haut optisch zu verjüngen. Botox und Filler können Falten reduzieren und das Gesichtsvolumen wiederherstellen oder praller aussehen lassen. Allerdings sollten nur erfahrene Fachleute solche Behandlungen übernehmen.

Die Wirkung dieser Treatments ist vorübergehend. Du musst sie regelmäßig wiederholen, um das Ergebnis aufrechtzuerhalten. Auch sind die Spätfolgen noch nicht ausreichend erforscht. Und mit »Natur« hat das alles natürlich nichts zu tun.

INDIVIDUELLE BEAUTY-CARE MIT PFLANZENÖLEN

Wenn du Hautkiller meidest und dich und deinen Körper gut versorgst, tust du schon richtig viel für ein schönes Hautbild. Mit der richtigen Pflege kannst du aber noch mehr erreichen. Gesunde Haut lässt sich mit pflanzlichen Gesichts- und Körperölen gut vor dem Altern schützen.

Natürliche, kalt gepresste Öle haben sich in den vergangenen Jahren zu einem echten Bodycare-Trend gemausert – und das aus gutem Grund. Sie pflegen, schützen und glätten Haut und Haar und lassen dich einfach frischer aussehen. Dank ihrer geschmeidigen Textur lassen sie sich leicht verteilen und schenken als zarter Schutzfilm auf der Haut lange Feuchtigkeit. Das ist in jedem Alter von Vorteil und wird mit zunehmenden Lebensjahren immer wichtiger. Denn mit der Zeit wird die Haut naturgemäß trockener, die einzelnen Hautschichten dünner und weniger stark durchblutet, die Festigkeit lässt nach. Außerdem sinkt der Wassergehalt in der Haut. Hier kannst du aktiv unterstützen durch eine individuell auf deine Hautbedürfnisse abgestimmte Oil-Care-Routine.

Doch was ist dran an Gesichts- und Körperölen? Was macht sie so besonders?

Kraftpakete aus der Natur

Gesichts- und Körperöle sind nichts anderes als hochwertige Pflanzenöle, die du direkt auf deine Haut aufträgst. Sie stammen meist aus Samen, Kernen oder Ölfrüchten und enthalten viele wertvolle Inhaltsstoffe, die deiner Haut guttun. Dazu gehören Vitamine, Antioxidantien und ungesättigte Fettsäuren, die deine Hautbarriere stärken und sie vor äußeren Einflüssen schützen. Außerdem helfen die Pflanzenöle dem Organ Haut dabei, wieder selbst tätig zu werden, seine eigenen Kräfte zu nutzen und ins Gleichgewicht zurückzufinden. Denn die darin enthaltenen Fette sind denen der Haut sehr ähnlich und können daher gut von der Haut aufgenommen werden.

Durch seinen einzigartigen Wirkstoffmix schenkt jedes dieser Kraftpakete aus der Natur eine Extraportion Pflege und Zuwendung, die deinen Teint sichtbar strahlen und aufatmen lässt. Und das für jeden Hauttyp. Von den richtig ausgewählten Ölen oder Fetten bekommst du keine unreine oder fettige Haut. Denn jede Haut, auch wenn sie zu Pickeln und Unreinheiten neigt, benötigt Fett, das sie geschmeidig hält.

Alternative zu synthetischen Pflegeprodukten

In vielen Pflegeprodukten werden Mineralöle und Parabene eingesetzt. Mineralöle können die Haut vor Feuchtigkeitsverlust schützen und eignen sich gut bei trockener oder geschädigter Haut. Moderne mineralölbasierte Inhaltsstoffe gelten in der Regel als gut verträglich. Und Parabene sind wirksame Konservierungsmittel und wurden auf ihre Sicherheit vielfach geprüft – ihr potenzieller hormoneller Effekt ist extrem schwach und gilt in den zugelassenen Konzentrationen als unbedenklich.

Trotzdem möchten viele lieber darauf verzichten. Dann können Pflanzenöle eine natürliche Alternative bieten. Sie müssen aber gut zur jeweiligen Haut passen, da sie auch Allergien auslösen oder instabil sein können.

Einer der größten Vorteile der pflanzlichen Öle besteht darin, dass sie deine Hautbarriere stärken. Sie legen sich wie ein unsichtbarer Schutzfilm auf deine Haut und verhindern, dass zu viel Feuchtigkeit verdunstet. Durch das Zusammenspiel von gesättigten Fettsäuren und abbauenden Enzymen aus der Hautflora wird gleichzeitig der Säureschutzmantel der Haut erhalten. Das ist besonders im Winter oder bei trockener Heizungsluft ein echtes Plus. Gesichts- und Körperöle liefern zwar selbst keine Feuchtigkeit, aber sie sorgen dafür, dass die Feuchtigkeit, die schon in deiner Haut ist, besser gespeichert wird.

Außerdem enthalten kalt gepresste Pflanzenöle viele Antioxidantien, Vitamine und Fettsäuren, die deine Haut vor freien Radikalen schützen. Ein weiterer Pluspunkt: Manche Gesichtsöle können sogar entzündungshemmend wirken und gereizte, empfindliche Haut beruhigen. Wenn du zu Rötungen, Juckreiz oder Entzündungen neigst, können bestimmte Pflanzenöle helfen, die Haut zu besänftigen und schneller zu regenerieren. Sie sind wie eine kleine Erste-Hilfe-Kur für gestresste Haut.

Aber: Pflanzliche Pflegeöle haben auch ihre Grenzen. Nicht jedes Öl passt zu jedem Hauttyp. Manche Öle, wie zum Beispiel Kokosnussöl (siehe auch Seite 95), können bei fettiger oder unreiner Haut sogar Unreinheiten fördern, weil sie komedogen wirken – das heißt, sie können die Haut zu sehr abdichten und die Poren verstopfen (mit der Folge, dass »Mitesser« entstehen). Deshalb ist es wichtig, das passende

Öl für deine Haut zu wählen. Auf Seite 105 findest du zur Selbsteinschätzung einen einfachen ayurvedischen Hauttest.

Auch die Qualität eines Öls spielt eine große Rolle. Hochwertige, naturnahe Gesichtsöle enthalten keine künstlichen Zusätze wie Parabene, Paraffine, Silikone, Mikroplastik oder Konservierungsstoffe sowie Duftstoffe, die die Haut reizen könnten. Auf Bio-Qualität solltest du nicht nur bei empfindlicher Haut achten. Viele der im Handel erhältlichen Gesichtsöle sind heute minimalistisch zusammengesetzt – sie enthalten nur das Basis- oder Trägeröl selbst und vielleicht noch ein paar Antioxidantien, um die Haltbarkeit zu verlängern. Das ist nachhaltig, hautverträglich und gut für die Umwelt.

Das sagt die Wissenschaft

Es ist mittlerweile durch einige große Studien belegt, dass bestimmte Pflanzenöle die Hautbarriere stärken, Feuchtigkeit besser speichern und Entzündungen lindern können. Besonders Öle mit einem hohen Anteil an ungesättigten Fettsäuren und Antioxidantien wirken sich nachweislich günstig auf die Hautgesundheit aus. Allerdings ist die Wahl des Öls passend zum Hauttyp für eine positive Wirkung genauso entscheidend wie die richtige Anwendung. Weitere Untersuchungen weisen aber auch darauf hin, dass der Einsatz von Ölen besonders bei sehr empfindlicher oder geschädigter Haut oder bei bestehenden Hauterkrankungen immer mit Vorsicht erfolgen und im Zweifelsfall mit einem Hautarzt abgestimmt werden sollte.

Ölqualitäten

Bei Pflanzenölen unterscheidet man je nach ihrem Anteil an gesättigten und ungesättigten Fettsäuren zwischen trockenen, halbtrockenen und nicht-trockenen Ölen. Je mehr ungesättigte Fettsäuren ein Öl enthält, desto leichter und »trockener« ist es.

- *Trockene Öle* wie Argan-, Sonnenblumen- und Jojobaöl bestehen zu mehr als 50 Prozent aus ungesättigten Fettsäuren, ziehen schnell in die Haut ein und hinterlassen keinen fettenden Film. Sie sind ideal für die Pflege von leicht öliger oder fettiger Haut.
- *Halbtrockene Öle* besitzen ein ausgeglichenes Fettsäurenprofil. Aprikosenkernöl und Hanföl gehören zu dieser Kategorie und sind deshalb gut geeignet für fast jeden Hauttyp.
- *Nicht-trockene Öle* wie Avocado- oder Macadamiaöl, Kokos-, Oliven- und Mandelöl enthalten reichlich gesättigte Fettsäuren, aber weniger als 20 Prozent ungesättigte Fettsäuren. Diese Öle sind reichhaltiger, ziehen langsamer ein und hinterlassen einen leichten Film auf der Haut. Das macht sie zur perfekten Unterstützung für trockene und strapazierte Haut.

Auch der Komedogenwert spielt eine Rolle

Ein anderer Unterscheidungspunkt ist der sogenannte Komedogenwert eines Öls. Das bedeutet nichts anderes als die Wahrscheinlichkeit, ob ein bestimmtes Öl die Poren der Haut verstopfen kann. Messen lässt sich die Komedogenität eines Inhaltsstoffes anhand einer Skala von null bis fünf. Null steht dabei für keine, eins bis zwei für eine geringe und vier bis fünf für eine starke Komedogenität. Diese Einteilung ist jedoch nicht standardisiert, und die Wirkung kann je nach Hauttyp und Produkt variieren.

- *Nicht komedogenes Öl* ist geeignet für die Pflege eher fettiger und zu Unreinheiten neigender Haut. Beispiele dafür sind Sheabutter und Hanföl.
- *Leicht komedogenes Öl,* zum Beispiel aus Mandeln, Avocados oder Jojoba, ist optimal für eine normale bis trockene Haut.
- *Stark komedogenes Öl* ist reichhaltig und für die Pflege der sehr trockenen und reifen Haut geeignet. Zu dieser Gruppe gehören Kokosöl und Leinöl.

Superfood für Haut und Haar

Hier findest du eine Auswahl an bewährten pflanzlichen Ölen, die sich für die unterschiedlichen Hauttypen eignen. Sie sind im Supermarkt, Reformhaus, Drogeriemarkt oder auch in der Apotheke erhältlich.

Arganöl

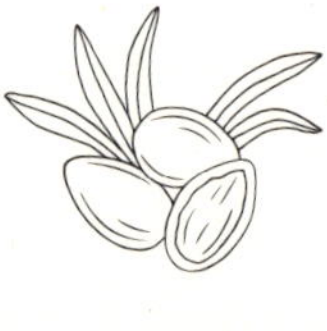

Arganöl ist eines der exklusivsten Öle der Welt und stammt aus den Kernen der Arganfrucht, die nur im Südwesten Marokkos wächst. Die Gewinnung ist aufwendig: Die Kerne werden traditionell von Hand geknackt und dann kalt gepresst. Das goldene Öl ist reich an Vitamin E, Antioxidantien und ungesättigten Fettsäuren.

Für die Haut ist Arganöl ein Anti-Aging-Star: Es schützt vor freien Radikalen, glättet feine Linien und fördert die

Elastizität. Auch bei trockener, reifer oder sonnengeschädigter Haut wirkt es regenerierend. Für die Haare ist Arganöl ein Glanz-Booster, der Spliss vorbeugt und die Kopfhaut beruhigt.

Avocadoöl

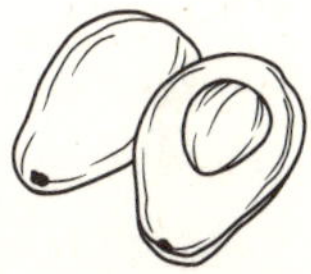

Avocadoöl stammt aus dem Fruchtfleisch der Avocado, die ursprünglich aus Mittelamerika kommt. Nach der Ernte wird das grüne Fruchtfleisch kalt gepresst, sodass ein tiefgrünes, reichhaltiges Öl entsteht.

Avocadoöl ist ideal für trockene, reife oder strapazierte Haut. Es enthält viel Vitamin E, Lecithin und ungesättigte Fettsäuren, die tief in die Haut eindringen und sie von innen heraus aufpolstern. Das Öl beruhigt, schützt vor Umwelteinflüssen und mildert Spannungsgefühle. Auch als Haaröl ist Avocadoöl beliebt – es nährt trockene Spitzen und macht das Haar geschmeidig.

Distelöl

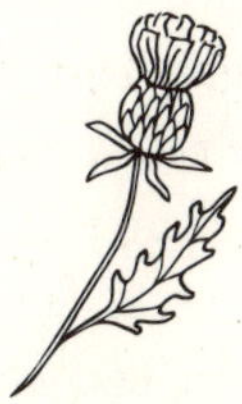

Distelöl wird aus den Samen der Färberdistel gewonnen, die in Europa, Asien und Nordamerika wächst. Die Samen werden kalt gepresst, das Öl ist hellgelb und besonders leicht.

Distelöl ist ideal für fettige oder zu Unreinheiten neigende Haut. Es zieht schnell ein, verstopft die Poren nicht und hilft, das Hautbild zu klären. Die enthaltene Linolsäure unterstützt die Hautregeneration und wirkt entzündungshemmend. Auch für feines Haar eignet sich Distelöl gut, da es nicht beschwert (siehe auch Seite 59).

Hagebuttenkern- oder Wildrosenöl

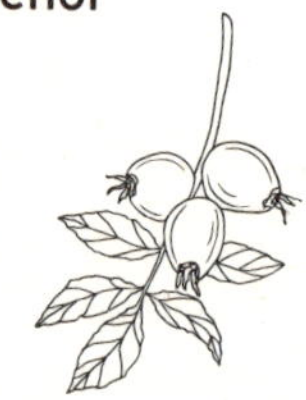

Hagebuttenkernöl wird aus den Samen der Wildrose gewonnen, die in Südamerika, Europa und Asien wächst. Die kleinen Samen werden kalt gepresst, das Öl ist zart orangefarben und duftet leicht fruchtig.

Für deine Haut ist Wildrosenöl ein echter Jungbrunnen. Es ist reich an Vitamin A (Retinol), Vitamin C und ungesättigten Fettsäuren. Das Öl unterstützt die Zellerneuerung, fördert die Regeneration und hilft, kleine Narben oder Pigmentflecken zu mildern. Es zieht schnell ein und eignet sich besonders für reife, trockene oder sonnengeschädigte Haut. Auch als After-Sun-Pflege ist es hervorragend geeignet.

Hanföl

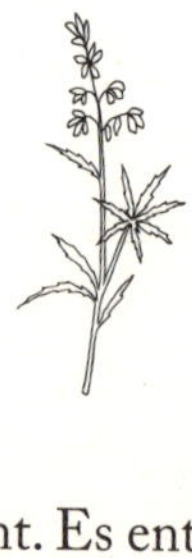

Hanföl stammt aus den Samen des Nutzhanfs, der in Europa, Asien und Kanada angebaut wird. Die Samen werden kalt gepresst, das Öl ist grünlich und nussig im Geschmack.

Für die Haut ist Hanföl ein echtes Multitalent. Es enthält ein ausgewogenes Verhältnis von Omega-3- und Omega-6-Fettsäuren, wirkt entzündungshemmend und stärkt die Hautbarriere. Besonders bei sensibler, zu Rötungen neigender Haut ist Hanföl ideal. Auch für die Haare ist es wunderbar – es beruhigt die Kopfhaut und spendet Feuchtigkeit.

Jojobaöl

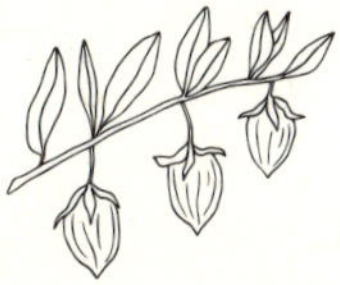

Jojobaöl ist streng genommen kein Öl, sondern ein flüssiges Wachs, das aus den Samen des nordamerikanischen Jojobastrauchs gewonnen wird. Die kleinen Samen werden kalt gepresst, das goldgelbe Öl ist besonders stabil und oxidiert kaum – ein Grund, warum es in der Naturkosmetik so beliebt ist.

Jojobaöl ist ein Allrounder in der Hautpflege: Es ähnelt dem menschlichen Hauttalg und reguliert dadurch die körpereigene Talgproduktion. Das macht es ideal für Mischhaut, fettige oder unreine Haut, aber auch für sensible Hauttypen. Es zieht schnell ein, hinterlässt keinen Fettfilm und schützt vor Feuchtigkeitsverlust.

Auch als Make-up-Entferner, Bartöl oder Basis für DIY-Mischungen ist Jojobaöl unschlagbar.

Kokosöl

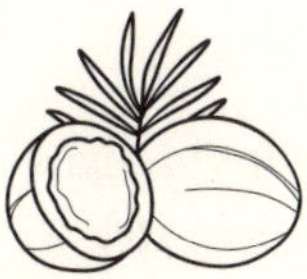

Kokosöl stammt aus dem Fruchtfleisch der Kokosnuss, die vor allem in den Tropen – etwa auf den Philippinen, in Indonesien oder Sri Lanka – gedeiht. Für seine Gewinnung wird das weiße Fruchtfleisch getrocknet, geraspelt und anschließend durch Kaltpressung oder schonende Erwärmung ausgepresst. So entsteht das charakteristische, leicht süßlich duftende Öl, das bei Zimmertemperatur fest ist und erst auf der Haut schmilzt (mehr dazu siehe auch auf Seite 144).

Kokosöl ist ein Multitalent für die äußere Anwendung. Es spendet Feuchtigkeit, beruhigt gereizte Haut und kann sogar bei Neurodermitis oder leichten Sonnenbränden lindernd wirken. Viele schätzen es als natürlichen Make-up-Entferner oder als sanfte Pflege für trockene Lippen. Für die Haare ist Kokosöl ein Segen: Es nährt trockene Spitzen, bändigt Frizz und schenkt Glanz – einfach nach dem Waschen sparsam in die Längen geben oder als Kur vor dem Waschen einmassieren.

Mandelöl

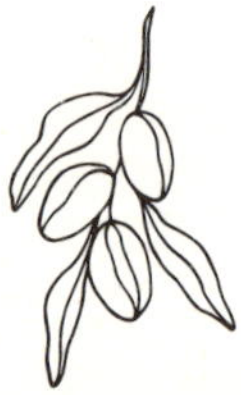

Mandelöl wird aus den Kernen der süßen Mandel gewonnen, die vor allem im Mittelmeerraum und in Kalifornien gedeiht. Die Nüsse werden kalt gepresst, das Öl ist hellgelb, mild und fast geruchlos – perfekt für sensible Haut und Babyhaut.

Mandelöl ist reich an Vitamin E, B-Vitaminen und ungesättigten Fettsäuren. Es spendet Feuchtigkeit, beruhigt gereizte oder juckende Haut und macht sie samtweich. Viele lieben es als Pflege für den ganzen Körper, als Massageöl oder zur Vorbeugung von Dehnungsstreifen (z.B. in der Schwangerschaft). Auch für die Haarspitzen ist Mandelöl eine Wohltat.

Nachtkerzenöl

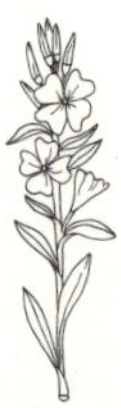

Nachtkerzenöl wird aus den Samen der Nachtkerze gewonnen, einer Pflanze, die ursprünglich aus Nordamerika stammt. Die kleinen Samen werden kalt gepresst, das Öl ist gelblich und zeichnet sich durch einen besonders hohen

Gehalt an Gamma-Linolensäure aus – einer Omega-6-Fettsäure, die für die Hautgesundheit wichtig ist und Entzündungen lindern kann.

Nachtkerzenöl ist ein Klassiker bei trockener, schuppiger oder zu Neurodermitis neigender Haut. Es lindert Juckreiz, beruhigt Rötungen und unterstützt die Regeneration der Hautbarriere. Auch als Zusatz in Cremes oder als Kur für die Kopfhaut ist es beliebt.

Olivenöl

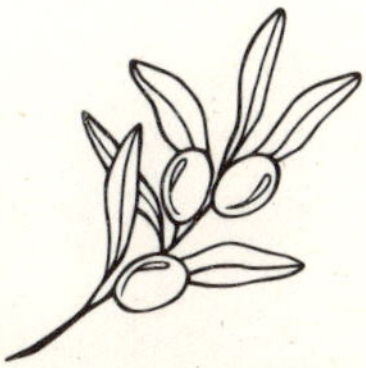

Olivenbäume wachsen rund ums Mittelmeer, besonders in Italien, Griechenland und Spanien. Für das Öl werden die reifen Oliven schonend geerntet, gewaschen und kalt gepresst. So bleibt das grün-goldene Öl besonders aromatisch und reich an wertvollen Inhaltsstoffen (siehe auch Seite 61).

Olivenöl ist auch ein Klassiker für die Hautpflege. Es enthält viel Vitamin E und Antioxidantien, die deine Haut vor freien Radikalen schützen und ihr Elastizität schenken. Besonders bei trockener, reifer Haut wirkt Olivenöl wie ein kleiner Jungbrunnen. Es macht die Haut weich, beruhigt nach dem Sonnenbad und kann sogar die Bildung kleiner Schüppchen mildern. Auch für spröde Lippen oder raue Ellbogen ist es ein Geheimtipp. Für die Haare eignet sich Olivenöl als Kur vor dem Waschen – es spendet Feuchtigkeit und verleiht Glanz.

Sanddornöl

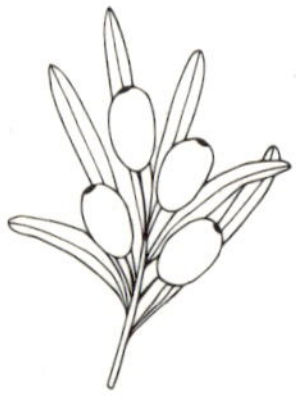

Sanddorn wächst vor allem in den Küstenregionen Europas und Asiens. Das leuchtend orangefarbene Öl wird aus den Beeren oder Kernen gewonnen. Die Beeren werden gepresst, das Öl durch Zentrifugierung oder Kaltpressung gewonnen. Sanddornöl ist besonders reich an Vitamin C, E und Betacarotin – das macht es zu einem starken Schutzschild für die Haut. Es unterstützt die Regeneration, fördert die Wundheilung und verleiht der Haut einen frischen, leicht goldenen Ton. Bei sonnengeschädigter oder reifer Haut ist Sanddornöl eine Wohltat. Auch für spröde Lippen oder als Zusatz im Haaröl ist es beliebt.

Sesamöl

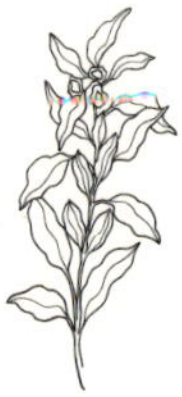

Sesamöl hat eine jahrtausendealte Tradition, besonders in der ayurvedischen und asiatischen Kultur. Die kleinen, unscheinbaren Sesamsamen werden nach der Ernte gereinigt, getrocknet und dann kalt oder warm gepresst – je nachdem, ob das Öl für die Küche oder die Körperpflege gedacht ist (siehe auch Seite 60). Für die Hautpflege empfiehlt sich immer das kalt gepresste, ungeröstete Sesamöl. Äußerlich angewendet, wirkt Sesamöl wärmend, durchblutungsfördernd und schützend. Es zieht schnell ein, macht die Haut geschmeidig und ist deshalb nicht umsonst das klassische Massageöl im Ayurveda. Auch bei trockener, reifer oder empfindlicher Haut ist Sesamöl eine gute Wahl. Es stärkt die Hautbarriere, fördert die Regeneration und kann sogar bei kleinen Entzündungen helfen.

Special: Sheabutter

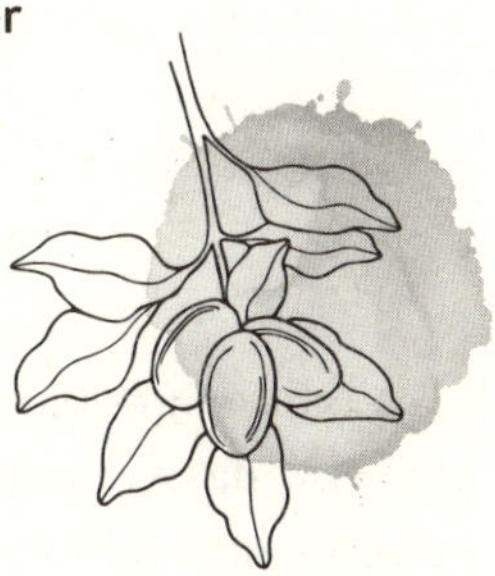

Die Früchte des afrikanischen Karitébaums schenken uns dieses wertvolle Pflanzenfett. Die nussähnlichen Kerne aus den Früchten haben eine raue, strukturierte Schale, in der sich das Fett befindet. Für die Herstellung werden die Nüsse in der Sonne getrocknet und von Hand geschält, wobei das Fruchtfleisch entfernt wird. Anschließend werden die Kerne im Ofen geröstet und mit Stößeln zu einer bräunlichen Masse zerdrückt. Der Brei wird mit Wasser vermengt und so lange verquirlt, bis sich an der Oberfläche das gelbliche Fett absetzt. Heute übernehmen diese mühsame Handarbeit in einigen Frauenkooperativen Maschinen. Das Fett schöpft man ab, filtert es und lässt es abkühlen. Die so entstandene unraffinierte oder native Sheabutter (auch Karitébutter) findet sich in Produkten zertifizierter Naturkosmetik. Sie zieht schnell in die Haut ein und hinterlässt keinen Fettfilm. Dieses Naturprodukt …

- ist für alle Hauttypen geeignet,
- hat eine rückfettende Wirkung,
- wirkt beruhigend auf die Haut,
- unterstützt die Zellregeneration
- und wirkt so der Hautalterung entgegen

Das liegt an seinem beachtlichen Gehalt an wertvollen Inhaltsstoffen, die Haut und Haar pflegen:

- **Betacarotin:** Die Vorstufe von Vitamin A ist ein zellschützendes Antioxidans, schützt die Haut vor Sonnenschäden und verbessert die Hautelastizität und -feuchtigkeit.
- **Vitamin E** (Tocopherol) ist ein Antioxidans, das der Hautalterung entgegenwirkt.

- **Linolsäure** wirkt beruhigend, kann die Hautfeuchtigkeit verbessern, festigt das Hautbild und macht die Haut widerstandsfähiger.
- **Ölsäure** macht die Hautbarriere durchlässiger.
- **Palmitinsäure** fördert die Feuchtigkeitsbindung in den Hautzellen.
- **Stearinsäure** bindet Feuchtigkeit und legt sich wie ein Schutzfilm über die Haut.

Ist Sheabutter weiß, kannst du davon ausgehen, dass sie raffiniert wurde. Sie wird in dieser Form in vielen Kosmetikartikeln wie Cremes und Bodylotions eingesetzt. Ihre positiven Eigenschaften kommen dann entsprechend abgeschwächt zur Geltung.

Sojaöl

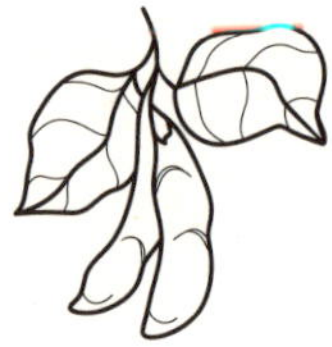

Sojaöl wird aus den Samen der Sojabohne gewonnen, die vor allem in Nord- und Südamerika angebaut wird. Die Bohnen werden kalt gepresst, das Öl ist hellgelb und mild im Geschmack.

Sojaöl enthält viel Vitamin E und Lecithin. Für die Haut ist es ein Feuchtigkeitsspender, der schnell einzieht und die Elastizität fördert. Besonders für die Pflege trockener oder reifer Haut wird Sojaöl gern eingesetzt. Auch in der Haarpflege sorgt es für Glanz und Geschmeidigkeit.

Sonnenblumenöl

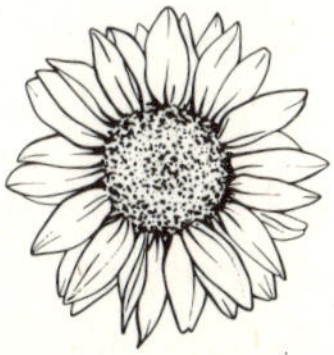

Sonnenblumenöl stammt aus den Samen der Sonnenblume, die in Europa, Russland und Nordamerika wächst. Die Samen werden kalt gepresst, das Öl ist goldgelb und mild (siehe auch Seite 58).

Für die Haut ist Sonnenblumenöl ein leichter Feuchtigkeitsspender, der schnell einzieht und die Haut geschmeidig macht. Es enthält viel Vitamin E und Linolsäure, wirkt entzündungshemmend und eignet sich besonders für empfindliche oder unreine Haut. Auch für die Haarpflege ist es geeignet, es macht die Haare weich und glänzend.

Traubenkernöl

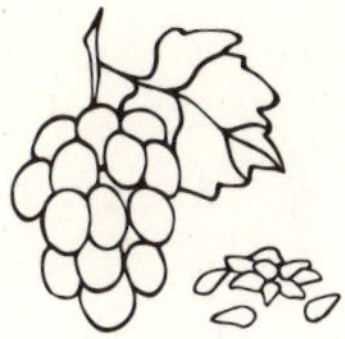

Traubenkernöl wird aus den Kernen der Weintraube gewonnen, die in ganz Mittel- und Südeuropa angebaut wird. Die Kerne werden kalt gepresst, das Öl ist grünlich und sehr leicht.

Traubenkernöl ist besonders für fettige, unreine oder Mischhaut geeignet. Es zieht schnell ein, verstopft die Poren nicht und enthält viel Linolsäure sowie Antioxidantien. Das Öl unterstützt die Regeneration und sorgt für ein klares Hautbild. Auch für feines Haar ist es ideal.

Weizenkeimöl

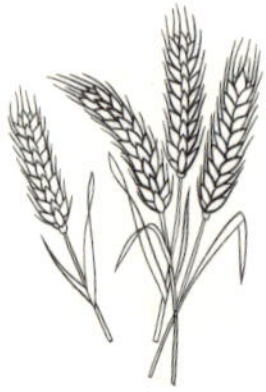

Weizenkeimöl wird aus den Keimen des Weizenkorns gewonnen, meist in Europa und Nordamerika. Die Keime werden kalt gepresst, das Öl ist goldgelb und besonders reich an Vitamin E.

Für die Haut ist Weizenkeimöl ein guter Feuchtigkeitsspender. Es unterstützt die Zellerneuerung, schützt vor freien Radikalen und hilft, die Haut geschmeidig zu halten. Besonders bei reifer oder trockener Haut ist es ideal. Weizenkeimöl kräftigt auch die Haarstruktur und beugt Spliss vor.

Special: Schwarzkümmelöl

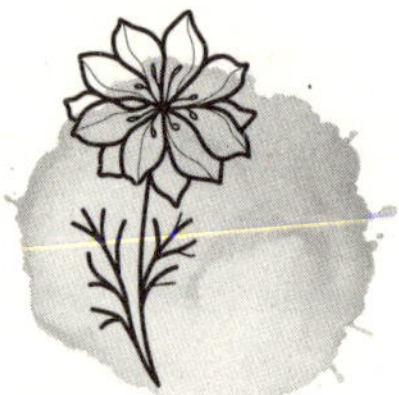

Du erinnerst dich vielleicht an das »Gold der Pharaonen«? Seit Jahrtausenden wird Schwarzkümmel in der arabisch-islamischen Welt sowohl kulinarisch als auch medizinisch eingesetzt. Es wird auch als »Prophetenmedizin« bezeichnet. Mittlerweile gibt es zahlreiche präklinische und klinische Studien vor allem zu Thymoquinon, dem Hauptwirkstoff im Schwarzkümmel. Metaanalysen zeigen moderate Effekte bei Wohlstandskrankheiten wie Typ-2-Diabetes (leichte Senkung von Nüchternblutzucker und HbA1c), Bluthochdruck (leichte Senkung vor allem beim systolischen Druck) oder zu hohen Blutfettwerten (Senkung des Gesamtcholesterins und LDL-Cholesterins). Vielversprechend sind auch die Ergebnisse bei Hashimoto-Thyreoiditis, Vitiligo oder rheumatoider Arthritis sowie bei Hautproblemen. Schwarzkümmel punktet mit jeder Menge Zellschützern wie Selen, Zink und Magnesium sowie Betacarotin, Folsäure, Biotin und Vitamin C. Hinzu kommen gesunde Bitterstoffe und mehrfach ungesättigte Fettsäuren.

Nigella sativa ist der botanische Name des Schwarzkümmels. Heimisch ist die einjährige krautige Pflanze aus der Familie der Hahnenfußgewächse im Süden Asiens sowie in den Mittelmeerländern; auch in Mitteleuropa wird sie kultiviert. Die charakteristischen bis 55 Millimeter langen Samen verströmen einen starken, aromatischen Geruch, der an Anis, Oregano, Muskat, Pfeffer und Kampfer erinnert. Verantwortlich dafür ist der Wirkstoff Thymoquinon. Das Öl schmeckt etwas bitter, nussig und pfeffrig.

Thymoquinon wirkt entzündungshemmend und hautberuhigend. Erste Untersuchungen deuten darauf hin, dass es bei Hautproblemen wie Neurodermitis, Schuppenflechte oder unreiner Haut unterstützend wirken könnte. Du kannst es pur auf kleine Problemstellen geben oder ein paar Tropfen in deine Tagespflege mischen. Auch für die Haare kann Schwarzkümmelöl sehr hilfreich sein: Es kräftigt die Haarwurzeln, beruhigt die Kopfhaut und kann sogar bei Haarausfall unterstützend wirken.

Die Anwendung ist ganz einfach:

- Wenn du das **Öl innerlich anwenden** möchtest, beginnst du am besten mit einem halben Teelöffel pro Tag und steigerst langsam auf einen Teelöffel. Diese Menge wird auch häufig in der Ernährungsberatung empfohlen. Am besten nimmst du das Öl pur, in einem kleinen Glas Wasser oder gemischt mit Joghurt.
- Für die **äußere Anwendung** gibst du ein paar Tropfen auf die gereinigte Haut, massierst sie sanft ein und lässt das Öl einziehen. Bei empfindlicher Haut kannst du das Öl mit einem neutralen Basisöl wie Jojoba oder Mandelöl mischen.

- **Für die Haarpflege** massierst du das Öl in die Kopfhaut ein, lässt es mindestens eine halbe Stunde einwirken und wäschst es dann wie gewohnt aus. So stärkst du deine Haarwurzeln und beruhigst die Kopfhaut.

Wichtig

Bei Unsicherheiten oder bestehenden Erkrankungen solltest du vorher mit deinem Arzt oder deiner Ärztin sprechen, vor allem, wenn du regelmäßig Medikamente einnimmst. Falls du Schwarzkümmelöl ausprobieren möchtest, achte unbedingt auf Bio-Qualität und eine schonende Kaltpressung – nur so bleiben die wertvollen Inhaltsstoffe erhalten.

Probier es einfach aus

Vielleicht bist du jetzt neugierig geworden und möchtest selbst ausprobieren, welches Öl dich und deine Haut oder dein Haar glücklich macht. Lass dir Zeit, probiere verschiedene Öle aus und hör auf dein Bauchgefühl – und auf deine Haut. Sie wird dir schnell zeigen, was ihr guttut. Beauty-Öle sind keine Wundermittel, aber sie sind wunderbar geeignet, um dir selbst Aufmerksamkeit und Liebe zu schenken. Und das ist, gerade wenn du mitten im Leben stehst, das Beste, was du für dich tun kannst.

Test: Welches Öl passt zu meiner Haut?

Um herauszufinden, was deiner Haut guttut, lohnt sich ein Blick in die Traditionen des Ayurveda, wo auch die Hauttypen nach den sogenannten Doshas unterschieden werden. Bist du eher der Vata-Typ, dessen Haut schnell spannt und zu kleinen Fältchen neigt? Dann wird dein Teint ein reichhaltiges, nährendes Öl wie Mandel- oder Avocadoöl lieben. Oder gehörst du zum Pitta-Typ, dessen Haut manchmal empfindlich reagiert, zu Rötungen neigt und nach Beruhigung verlangt? Hier sind leichte, kühlende Öle wie Jojoba- oder Aprikosenkernöl ideal. Wenn du dich eher als Kapha-Typ einordnest, mit einer robusten, manchmal vielleicht etwas fettigen Haut, die zu Unreinheiten neigt, dann sind ausgleichende, nicht-komedogene Öle wie Traubenkern- oder Hanfsamenöl deine besten Freunde. Natürlich ist das nur ein grober Leitfaden – am Ende entscheidet immer das Gefühl auf deiner Haut, wenn du ein Öl verwendest.

So bestimmst du deinen Hauttyp

Wenn du weißt, ob deine Haut eher trocken oder eher fettig ist, zu Unreinheiten neigt oder sehr empfindlich auf Umweltreize reagiert, kannst du deine Schönheitspflege ganz gezielt danach ausrichten, was deinem individuellen Hauttyp am zuträglich ist und was du besser vermeiden solltest. Für diesen Test brauchst du ein kleines frisches Handtuch, ein Kosmetiktuch und etwa zwei Stunden Zeit.

Tipp

Zur Bestimmung der reiferen Haut (ab vierzig bei normaler Haut, ab dreißig bei trockener Haut) benötigst du diesen Test nicht.

Reinige dein Gesicht gründlich mit warmem Wasser und trockne es anschließend mit dem Handtuch ab. In den nächsten zwei Stunden trage keine Cremes oder sonstige kosmetische Produkte auf, sondern lass dein Gesicht völlig unbehandelt. Geh nicht nach draußen, sodass das Ergebnis nicht durch Außenreize verfälscht wird. Treibe keinen Sport und vermeide schweißtreibende Bewegungen.

Nach Ablauf der zwei Stunden lege das Kosmetiktuch so auf, dass es dein Gesicht vollkommen bedeckt. Drück das Tuch an und lass es eine Minute auf deinem Gesicht liegen. Position und Stärke der Fettabdrücke deiner Haut, die auf dem Papiertuch zu sehen sind, verraten dir deinen Hauttyp.

- Abdrücke von **Stirn, Wangen, Nase und Kinn:** fette/ölige Haut
- Abdrücke von **Stirn und Nase:** Mischhaut
- Abdruck der **Nase:** normale Haut
- **Keine Abdrücke:** trockene und/oder empfindliche Haut

Die folgende Einteilung geht vom westlichen, also grundsätzlich hellhäutigen Haut- und Haartypus aus:

- **Kapha-Haut:** normale Haut, feste und stabile Gewebe und Hauptsubstanz, ölig, kühl, weniger pigmentiert, blass, weiß und zart, junge Haut
  → Olivenöl, Mandelöl, Avocadoöl, Jojobaöl, nicht-komedogene Öle
- **Pitta-Haut:** unreine Haut, weich, ölig, warm, gut durchblutet, hell, gelblich, rötlich bei starker Sonneneinstrahlung, erwachsene Haut
  → Ghee, Mandelöl
- **Vata-Haut:** trocken, rau, kühl, bräunlich (stärker pigmentiert), reifere Haut
  → Sesamöl, Weizenkeimöl, Avocadoöl, Mandelöl, Aprikosenöl

- **Kapha-, Pitta-, Vata-Haut:** Mischhaut, an Stirn, Nase und Kinn häufig stärkere Talgabsonderung, oft verstopfte Poren, Pickel und Mitesser, empfindliche Haut um die Augen, hier eher trocken und zur Faltenbildung neigend
  → Sesamöl, Mandelöl
- **Vata-, Pitta-Haut:** Empfindliche Haut, ähnlich wie trockene Haut, ohne fettige oder unreine Stellen, häufig erweiterte Äderchen in der Region der Wangenknochen, mangelhafte Versorgung mit Hautfett, reagiert bei Irritationen leicht mit Rötungen, Schwellungen oder Jucken
  → Mandelöl, Avocadoöl, Sesamöl
- **Vata-Haut:** reifere Haut,
  → Sesamöl, Mandelöl, Weizenkeimlöl, Avocadoöl

Wichtig

Natürlich kann dieser Test nur Anhaltspunkte liefern – am Ende zählt, wie deine Haut tatsächlich reagiert.

Deine neue Oil-Care-Routine

Was ist attraktiver als ein zarter, frischer Teint und eine straffe und gesunde Körperhaut mit einem festen Gewebe? Paracelsus, einer der berühmtesten europäischen Ärzte der Renaissance, nannte die Haut einer Frau ihren Königsmantel. Auch im Ayurveda werden die Haut und Ausstrahlung eines Menschen einer genauen Betrachtung unterzogen. So kann eine erfahrene Ayurveda-Ärztin beim Blick auf die Haut einer Patientin schon ansatzweise die individuelle Gesamtkonstitution erkennen. Haut, Haare und Zähne zeigen uns also nicht nur, wie schön ein Mensch ist, sondern geben auch Auskunft über unseren körperlich-seelischen Gesamtzustand. Und alle Mittel, die dabei helfen, uns von außen zu pflegen und zu verschönern, tragen deshalb auch dazu bei, die Gesundheit von Haut und Haaren zu erhalten.

Gerade natürliches Öl und seine individuell harmonisierenden Wirkstoffe können gleich nach dem Auftragen oder Einmassieren direkt in den Stoffwechsel der Haut eingreifen und so unseren »Königsmantel« bei seinen wichtigen Aufgaben unterstützen.

Öle für alle

Die Anwendung von Beauty-Ölen ist ganz einfach. Auch hier lassen wir uns vom Ayurveda inspirieren, denn dort werden in der Körperpflege kaum Cremes und Salben verwendet. Ölmassagen und andere Anwendungen mit Ölen pflegen die Haut ausreichend und versorgen dich typgerecht. Übrigens: Auch bei unreiner und fettiger Haut empfiehlt Ayurveda ölhaltige Schönheitsmittel oder reines Öl, das den hauteigenen Talg sanft ablaufen lässt, ohne die Poren zu verstopfen. Entfettende Mittel mit Alkohol regen die Talgdrüsen dagegen meist zu noch stärkerer Tätigkeit an, denn je mehr man die Haut auszutrocknen versucht, desto intensiver ist ihre Gegenreaktion. Die Pflege mit Öl durchbricht diesen Regelkreis auf sanfte Weise.

So wird's gemacht

Beauty-Öle sind eine Einladung, dir selbst Gutes zu tun, dich zu verwöhnen und deine natürliche Schönheit zu feiern. Egal, ob du dich für Jojoba, Mandel, Sesam, Kokos, Aprikosenkern oder Schwarzkümmel entscheidest: Deine Haut und deine Haare werden es dir danken. Und du wirst spüren, wie ein kleines Ölpflege-Ritual im Alltag Großes bewirken kann – für deine Ausstrahlung, dein Wohlbefinden und dein Selbstbewusstsein.

Für eine wirkungsvolle Oil-Care-Routine kommt es vor allem darauf an, dass du jeden Schritt auf deine Bedürfnisse und deinen Hauttyp abstimmst und die Anwendung bewusst genießt.

1. Am Anfang steht immer die gründliche Reinigung. Deine Haut sollte frei von Make-up, Schmutz und Talg sein, damit das Öl seine Wirkung voll entfalten kann. Viele merken schon beim Reinigen, wie sich die Haut entspannt und auf die Pflege vorbereitet.
2. Danach kommt meist ein feuchtigkeitsspendendes Produkt an die Reihe: Gesichtswasser, Toner oder auch ein leichtes Serum. Hier gilt: Was wässrig ist, kommt zuerst, denn Wasser zieht schneller in die Haut ein als Öl.
3. Auf die noch leicht feuchte Haut trägst du nun ein paar Tropfen deines Lieblingsöls auf. Das Öl legt sich wie ein schützender Mantel über die Haut und hilft, die zuvor zugeführte Feuchtigkeit einzuschließen. So bleibt deine Haut länger prall und geschmeidig. Je nach Hauttyp und Jahreszeit kannst du das Öl pur verwenden oder mit deiner Lieblingscreme kombinieren. Viele schwören darauf, das Öl als letzten Schritt der Pflegeroutine zu nutzen, um die Wirkstoffe darunter zu »versiegeln« und die Haut vor dem Austrocknen zu schützen.

Achte darauf, wie deine Haut auf das Öl reagiert. Fühlt sie sich weich und entspannt an, bist du auf dem richtigen Weg. Kommen Unreinheiten oder Irritationen auf, kann es sein, dass das Öl nicht zu deinem Hauttyp passt oder du zu viel davon verwendest. Dann lohnt es sich, die Menge zu reduzieren oder ein anderes Öl auszuprobieren.

ABHYANGA – ÖLMASSAGE FÜR DEN GANZEN KÖRPER

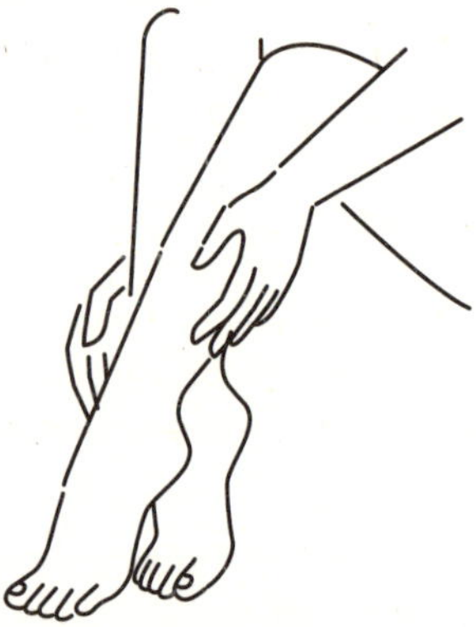

Es gibt verschiedene Möglichkeiten, wie du deine Haut gründlich reinigen kannst. Im Ayurveda ist die Selbstmassage mit Öl ein fester Bestandteil der Tagesroutine. Du wirst staunen, wie gut es dir geht, wenn du deiner Haut morgens etwas Aufmerksamkeit gönnst und sie mit einem passenden Öl verwöhnst. Die sanfte Ganzkörpermassage regt die Reinigungsvorgänge im Bindegewebe an und schenkt deiner Haut Glanz und Spannkraft. So wird es gemacht:

- Du brauchst zehn Minuten Zeit. Wenn du morgens nicht genügend Ruhe hast für die Massage, kannst du auch abends loslegen, dann idealerweise vor dem Essen. Verwende ein Öl, das zu deiner Konstitution passt, und erwärme es über dem Wasserbad auf etwa 39 °C.
- Setz dich in deinem Badezimmer, in dem es angenehm warm sein sollte, bequem auf einen Hocker.
- Nimm ein wenig Öl zwischen deine Hände. Verwende jedoch nur so viel, dass es einen dünnen Film auf der Haut bildet. Beginne das Abhyanga auf der Kopfhaut, an den Ohren und im Gesicht. Massiere mit kreisenden Bewegungen, der Druck der Finger sollte nicht zu fest sein.
- Weiter geht es mit Hals, Nacken, Brustbein und Bauch, die du sanft massierst. Lass deine Handflächen auf deinem Bauch im Uhrzeigersinn kreisen.

- Anschließend sind Arme, Hände, Beine und Füße an der Reihe. Hier streichst du mit festem Druck auf und ab.
- Lass das Öl einige Minuten einwirken; in der Zeit kannst du dich vielleicht deinen Zähnen und der Mundpflege widmen und Öl ziehen (siehe Seite 50).
- Nach der Massage nimmst du ein warmes Bad oder eine warme Dusche. Das Öl bleibt den ganzen Tag wie ein feiner Film auf deiner Haut und hüllt dich schützend ein.

SCHNELL-ANWENDUNG AUF FEUCHTER HAUT

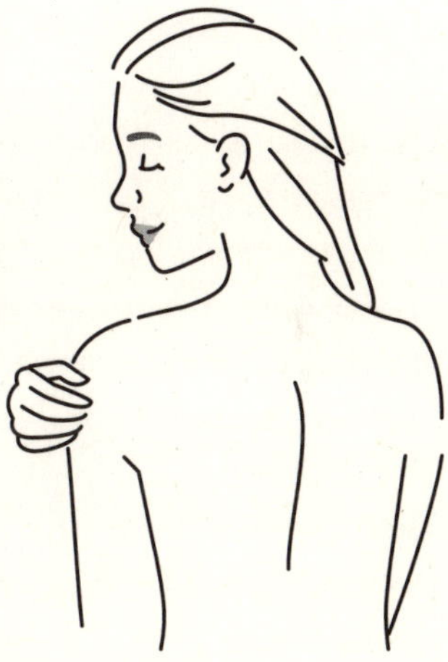

Wenn du nicht so viel Zeit hast, kannst du das Prozedere auch ändern und das Öl nach dem Duschen einmassieren. Jetzt ist die Haut noch gut angewärmt und leicht feucht. Das Öl zieht besonders gut ein und hinterlässt ein seidiges Gefühl. Für die tägliche Körperpflege ist diese Anwendung optimal, und du benötigst nur wenige Tropfen Öl.

Auch schön: Du kannst deine Pflegelotion mit ein paar Tropfen Öl anreichern. Gib einfach eine kleine Menge Lotion in deinen Handteller und mische mit dem Finger der anderen Hand ein paar Tropfen deines Lieblingsöls darunter.

Eine besondere Wohltat: Öldispersionsbäder

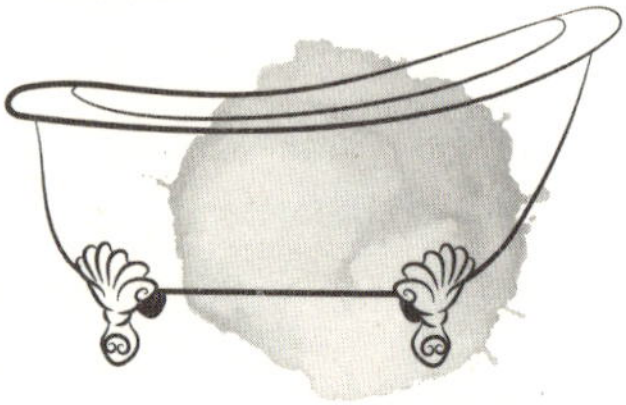

Die anthroposophische Medizin ist eine ganzheitliche Medizin, die immer Körper, Seele und Geist im Blick hat. Eine besonders wohltuende Behandlungsweise aus ihrem breiten Therapiespektrum ist die sogenannte Öldispersionsbadetherapie. Sie wurde in den 1930er-Jahren entwickelt. Für ein solches Bad werden mithilfe einer speziellen mundgeblasenen Glasapparatur (Jungebad®) ätherische Öle so fein zerstäubt, dass sich ein Ölfilm bildet, der sich um die Wassertropfen legt. Öl und Wasser, die sich normalerweise aufgrund ihrer chemischen Beschaffenheit nicht mischen lassen, werden auf diese Weise miteinander verbunden. So kann die Haut als unser größtes Organ die im Öl enthaltenen Wirkstoffe ungefiltert aufnehmen. Aufgrund der extremen Oberflächenvergrößerung des Öls durch die Glasapparatur kann die Haut die dreifache Menge an Inhaltsstoffen aufnehmen im Vergleich zu einem gewöhnlichen Ölbad. Außerdem sind für eine Badewanne voll Wasser nur fünf Milliliter Dispersionsbadeöl (Wala) nötig, das entspricht maximal einem Teelöffel.

Wichtig ist, dass du die Öle auf deinen Hauttyp abstimmst. Das Basisöl besteht aus Olivenöl. Jedes der zwanzig Badeöle hat einen bestimmten therapeutischen Nutzen. Das Rosenbad wirkt kräftigend bei Erschöpfung, das Lavendelbad fördert den erholsamen Schlaf, und das Calendulabad stärkt die Hautbarriere und lindert Entzündungen. Wenn du das Öldispersionsbad für gesundheitliche Zwecke nutzen möchtest, etwa bei Gelenkbeschwerden, Rheuma oder zur Verbesserung deines Allgemeinzustandes, lass dich am besten von einer Expertin oder einem Apotheker beraten.

REINIGUNGSÖL FÜR DEN KAPHA-TYP

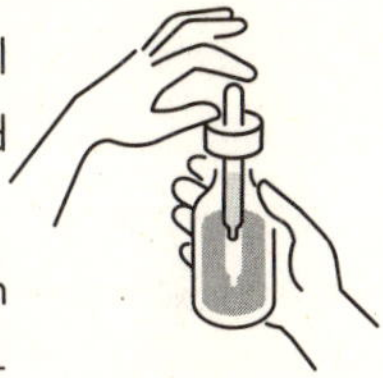

- Gib 30 ml Sojaöl, 20 ml Mandelöl und 10 ml Jojobaöl in eine Flasche. Gut schütteln und etwas davon auf ein Wattepad geben.
- Gesicht, Hals und Dekolleté damit massieren und danach mit reichlich warmem Wasser entfernen.

REINIGUNGSÖL FÜR DEN PITTA-TYP

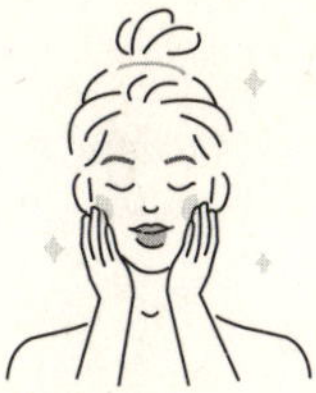

Auch für andere Hauttypen geeignet.

- Gib etwas Mandelöl auf ein Wattepad. Oder tupfe es mit den Fingern direkt auf Gesicht und Hals und massiere es sanft ein.
- Wasche es mit warmem Wasser wieder ab und trage dann mit einem Wattepad etwas Gesichtswasser auf.

Abgeschminkt
Pflegendes Öl kann noch viel mehr als Hautpflege. Kokosöl kannst du zum Beispiel ganz einfach zum Abschminken verwenden – damit lässt sich sogar wasserfestes Make-up entfernen.

REINIGUNGSÖL FÜR DEN VATA-TYP

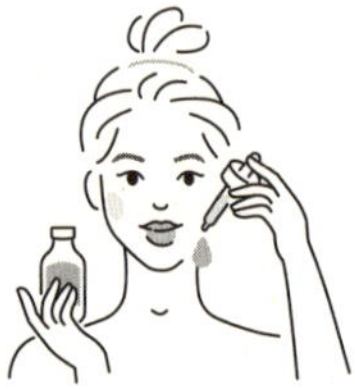

- Mische 30 ml Mandelöl mit 20 ml Avocadoöl, 10 ml Weizenkeimöl und 5 ml Jojobaöl und fülle es in eine kleine dunkle Flasche ab. Vor der Verwendung die Flasche schütteln, dann vermischen sich die Öle.
- Ein Wattepad mit der Ölmischung tränken und Gesicht, Hals und Dekolleté damit reinigen.
- Nach der Reinigung die Haut mit einem mit Gesichtswasser getränkten Wattepad betupfen.

GESICHTSWASSER FÜR ALLE HAUTTYPEN

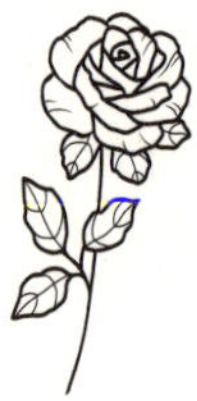

- Mische 20 ml Rosenwasser, 60 ml Rosenblütenauszug und drei Tropfen reines Rosenöl (alles aus der Apotheke) und gib die Mischung in eine kleine dunkle Flasche. Vor der Verwendung die Flasche schütteln, damit sich alles gut vermischt.
- Tränke ein Wattepad damit und tupfe Gesicht, Hals und Dekolleté mit dem Gesichtswasser ab.

ÖL-GESICHTSMASSAGE FÜR MORGENS UND ABENDS

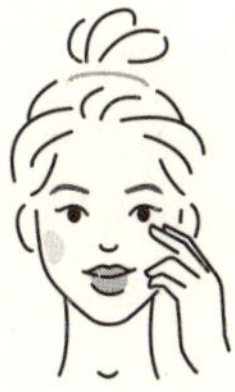

Diese Massage regt die Durchblutung an, entspannt die Gesichtszüge und schenkt dir einen Glow, den keine Foundation der Welt zaubern kann. Wenn du möchtest, kannst du dazu auch einen Gua-Sha-Stein verwenden.

- Nimm etwas Öl zwischen deine Handflächen und verteile es. Anschließend streichst du das Öl immer wieder quer über die Stirn und endest in sanft kreisenden Bewegungen an der zarten Haut über den Schläfen und Wangenknochen.
- Wenn du Mandelöl verwendest, kannst du es auch um die Augenpartie herum einsetzen. Klopfe das Öl leicht auf Unter- und Oberlid ein, vermeide aber zu starkes Reiben.
- Streiche dann mehrmals etwas Öl quer über die Kinnpartie. Danach massierst du das restliche Öl mit dem Mittelfinger seitlich entlang der Nase auf und ab. Hier kannst du das Öl auch mit sanftem Druck einkneten.
- Bei den Hautpartien, an denen die Gesichtshaut straffer über den Knochen gespannt ist, solltest du nur leicht streichen oder dich auf kreisende Bewegungen beschränken.
- Zum Schluss sind Dekolleté und Hals an der Reihe. Streiche das Öl dabei mehrmals sanft vom Brustansatz den Hals entlang und hoch bis zur Kinnspitze.

Die richtige Dosis

Bei Gesichtsölen solltest du es nicht mit der Menge übertreiben. Weniger ist oft mehr. Ein paar Tropfen reichen völlig aus, sonst fühlt sich die Haut schnell überpflegt an. Je fettiger die Haut ist, desto weniger Öl benötigst du. Zwei bis drei Tropfen deines Öls jeweils morgens und abends reichen normalerweise. Lass das Öl vollständig in die Haut einziehen, bevor du weitere Pflegeprodukte verwendest.

SANFTE AUGEN- UND LIPPENPFLEGE

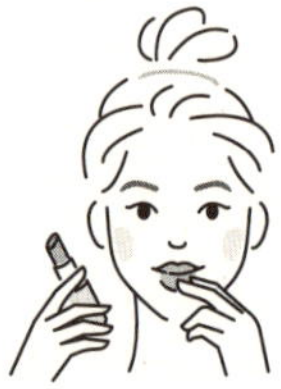

Ähnlich wie bei den Lippen liegen unter der Oberfläche der Haut rund um die Augen nur wenige Talgdrüsen. Zur Augenpflege eignen sich Sheabutter, Ghee, Sesamöl oder Kokosöl. Für die Lippen kannst du Kokosöl verwenden.

- Trage nach der morgendlichen Reinigung und der Anwendung von Gesichtswasser die pflegenden Öle hauchdünn auf die oberen und unteren Augenlider auf. Dabei beginnst du stets am inneren Augenwinkel.
- Das Öl sanft einklopfen. Überschüssiges Öl mit einem Papiertuch entfernen.

ENTSPANNENDE OLIVENÖLMASKE

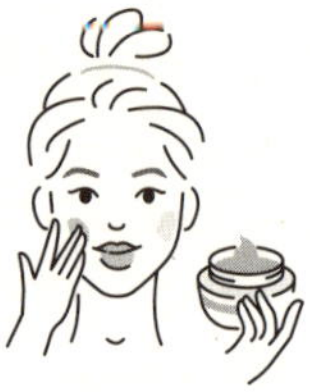

Für die Pitta- und Kapha-Haut und Mischtypen ist diese entspannende, antientzündliche Maske eine Wohltat. Vorher die Haut sanft reinigen.

- Mische einen Esslöffel kalt gepresstes Olivenöl mit etwas Heilerde und wenig lauwarmem Wasser und verrühre die Mischung zu einem cremigen Brei.
- Trage die Gesichtsmaske mit den Fingern auf, spare die Partie um die Augen aus und lass sie fünfzehn Minuten lang einwirken.
- Anschließend mit einem lauwarmen feuchten Waschlappen abwischen und mit warmem Wasser abwaschen.

Hautpflege ist auch Leberpflege

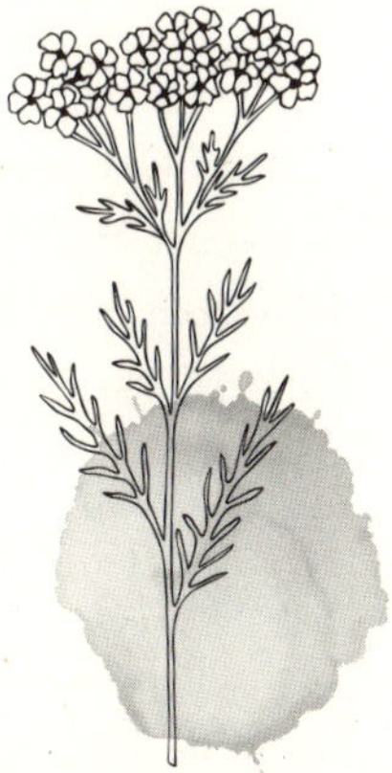

Für eine perfekte Haut ist im Ayurveda die Leber entscheidend. Wenn du dein Hautbild verbessern möchtest, kann es ein entscheidender Ansatzpunkt sein, sich besser um dieses zentrale Entgiftungsorgan zu kümmern. Wohltuend kann die regelmäßige Anwendung eines Leberwickels sein. Das bewährte Hausmittel regt die Leberdurchblutung an und kann auf diese Weise die Entgiftungsfunktion unterstützen.

So geht's:

- Lege ein kleines Baumwolltuch (z.B. Waschlappen, Stoffwindel), ein etwas größeres Handtuch und eine Decke zum Umwickeln bereit.
- Fülle eine Wärmflasche mit heißem Wasser.
- Bereite einen Schafgarbentee (oder einen anderen Lebertee) zu, tränke das kleine Tuch in der heißen Flüssigkeit und wringe es gut aus. Lege es auf die rechte obere Bauchseite. Umwickele den Oberbauch möglichst fest mit dem größeren Handtuch, sodass keine Luft an den Wickel kommt. Lege die Wärmflasche auf, decke dich am besten mit einer warmen Wolldecke zu. Lass den Leberwickel zwanzig bis dreißig Minuten lang wirken.
- Nimm den Wickel ab und ruhe zwanzig Minuten nach.

Öle clever layern

Wenn du deine Haut richtig verwöhnen möchtest, ist das Layern, also das geschickte Kombinieren von Ölen in der richtigen Reihenfolge, ein echter Gamechanger. Vielleicht hast du schon die Erfahrung gemacht, dass ein einzelnes Öl manchmal nicht alle Bedürfnisse deiner Haut abdeckt. Genau hier kommt das Layern ins Spiel: Du kannst verschiedene Öle und ihre Wirkstoffe so aufeinander abstimmen, dass deine Haut das Beste für sich herausholen kann.

Zum Beispiel ein leichtes, schnell einziehendes Öl wie Jojobaöl als Basis und darüber ein reichhaltigeres Öl wie Mandel- oder Aprikosenkernöl für die Nacht. Manche schwören auch darauf, ein paar Tropfen Öl direkt in die Creme zu geben oder das Öl als letzten Schritt über die Pflege zu geben. Wichtig ist, dass du dich langsam an das Layern herantastest und beobachtest, wie deine Haut reagiert.

Gerade im Winter oder wenn deine Haut besonders durstig ist, kann das Layern von Öl und Feuchtigkeit ein echter Booster sein. Du wirst merken, dass deine Haut nicht nur besser aussieht, sondern sich auch glatter, elastischer und einfach schöner anfühlt. Und das Beste: Du kannst die Reihenfolge und die Produkte immer wieder anpassen – je nach Wetter, Jahreszeit oder dem, was deine Haut gerade braucht.

- Nach der Reinigung startest du mit einem Gesichtswasser oder einem Toner. Diese wässrigen Lösungen ziehen schnell ein und bereiten deine Haut darauf vor, die Öle aufzunehmen. Kommt das Öl zu früh, bildet es eine Barriere, und die wertvollen Wirkstoffe darunter gelangen nicht mehr dorthin, wo sie gebraucht werden. Deshalb gilt: Erst Feuchtigkeit, dann Öl – so schließt du die Feuchtigkeit ein und schenkst deiner Haut den berühmten »Glow«.

- Jetzt kommt das erste Öl ins Spiel: Ein schnell einziehendes Öl wie Jojobaöl eignet sich wunderbar als Basis. Wenige Tropfen reichen! Taste dich langsam heran und schau, wie deine Haut auf das Öl reagiert.
- Sobald das erste Öl eingezogen ist, kannst du ein reichhaltigeres Öl wie Mandel- oder Aprikosenkernöl sanft darübergeben. Diese Öle wirken wie ein Schutzmantel, der die Feuchtigkeit einschließt und die Haut über Nacht oder tagsüber bei trockener Heizungsluft besonders intensiv pflegt. Wenn du möchtest, kannst du für die Nacht auch noch ein paar Tropfen eines Spezialöls hinzufügen, zum Beispiel Hagebuttenkernöl für mehr Glow. Oder du wählst Schwarzkümmelöl, wenn deine Haut zu Irritationen neigt.
- Wichtig ist, dass du zwischen den einzelnen Schritten immer kurz wartest, bis das Produkt eingezogen ist. So kann deine Haut die Wirkstoffe besser aufnehmen. Wer zu schnell die nächste Schicht aufträgt, riskiert, dass sich die Produkte nicht richtig verbinden und die Haut sich schmierig anfühlt. Wenn du merkst, dass deine Haut sich zu fettig anfühlt, kannst du die Menge reduzieren oder ein leichteres Öl wählen.

Das Schöne am Layern ist, dass du die Routine immer wieder anpassen kannst, je nach Jahreszeit, Hautzustand oder Stimmung. Im Sommer reicht oft ein leichtes Öl, im Winter darf es ruhig etwas mehr Schutz sein. Mit ein wenig Übung findest du schnell heraus, welche Kombinationen deiner Haut guttun. Und wenn du unsicher bist, hilft ein Blick in die Community oder der Austausch mit anderen, die ähnliche Hautthemen haben.

ÖLMISCHUNG FÜR STRAPAZIERTE HÄNDE

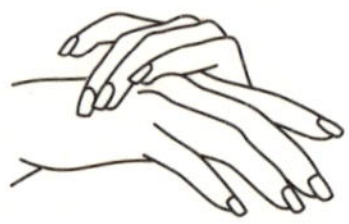

Mische einen Esslöffel Mandelöl mit ein paar Tropfen Zitronensaft und fülle die Mischung in ein Döschen. Der Saft ist reich an Vitamin C, einem hochwirksamen Antioxidans und Zellschützer, der auch deine Hautbarriere stärkt.
Trage die Mischung mehrmals täglich auf deine Hände auf.
Alternativ kannst du auch immer wieder eine Messerspitze Kokosöl auf den Händen verteilen. Besonders, wenn die Haut rissig ist, tut das antientzündlich wirkende Öl sehr gut.

Tipp

In der Nacht erholt und regeneriert sich unsere Haut. Achte deshalb vor dem Schlafengehen auf eine Extraportion Pflege für deine tagsüber beanspruchten Hände.

Öle für die Haarpflege

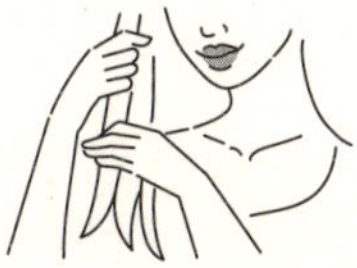

Wenn du deine Haare wirklich verwöhnen möchtest, kommst du an natürlichen Pflanzenölen kaum vorbei. Sie sind wie kleine Schönheitselixiere, die nicht nur glänzende Mähnen zaubern, sondern auch Kopfhaut und Haarwurzeln pflegen. Dabei gibt es für fast jedes Haarbedürfnis das passende Öl.

- Trockenes, sprödes Haar liebt reichhaltige Öle wie Kokosöl, Avocadoöl oder Arganöl. Sie dringen tief in die Haarstruktur ein und versorgen sie mit Feuchtigkeit und Fettsäuren. Gerade Kokosöl ist ein Klassiker. Es legt sich wie ein Schutzfilm um das Haar, verhindert Proteinverlust und macht die Spitzen geschmeidig. Arganöl bringt nicht nur Glanz, sondern auch eine Extraportion Vitamin E ins Spiel. Avocadoöl punktet mit seiner cremigen Textur und ist besonders für dickes oder lockiges Haar ein heißer Tipp.
- Feines oder schnell fettendes Haar freut sich über leichtere Öle wie Jojobaöl oder Traubenkernöl. Sie beschweren nicht, regulieren die Talgproduktion und sorgen für gesunden Glanz, ohne die Haare strähnig wirken zu lassen.
- Jojobaöl ist dem natürlichen Hauttalg sehr ähnlich und hilft, die Kopfhaut ins Gleichgewicht zu bringen. Es ist ideal, wenn du zu fettigen Ansätzen und trockenen Spitzen neigst.
- Auch bei empfindlicher oder schuppiger Kopfhaut können Öle helfen. Hanföl, Mandelöl oder Schwarzkümmelöl beruhigen die Haut, lindern Juckreiz und unterstützen die natürliche Regeneration. Besonders Schwarzkümmelöl kann auch bei Haarausfall helfen.

ÖLKUR
FÜRS HAAR

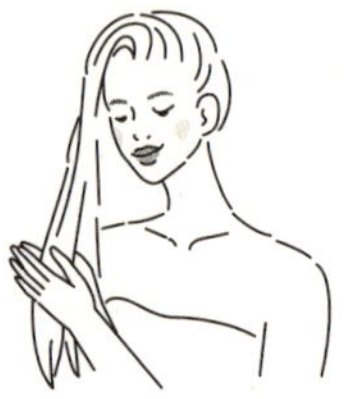

Die Anwendung ist denkbar einfach und lässt sich leicht in deine Pflegeroutine integrieren. Ideal für trockenes, strapaziertes oder lockiges Haar sind Kokosöl, Arganöl oder Olivenöl.

- Gib einen Esslöffel Öl in die trockenen, ungewaschenen Haare und verteile es mit den Fingern gründlich in den Längen und Spitzen. Die Kopfhaut lass bei dieser Behandlung aus, da Haut und Haaransatz schnell fetten können.
- Wickle die eingeölten Haare in ein Handtuch. Durch die Wärme wirkt das Öl noch intensiver.
- Lass das Öl zwanzig bis dreißig Minuten einwirken.
- Wasch das Öl gründlich mit einem milden Shampoo aus.

Schon nach wenigen Anwendungen spürst du, wie deine Haare kräftiger, glänzender und geschmeidiger werden. Idealerweise wendest du die Ölkur ein- bis zweimal pro Woche an.
Wenn du es eilig hast, kannst du ein paar Tropfen Öl nach dem Waschen in die feuchten Spitzen geben und wie einen Leave-in-Conditioner kurz einwirken lassen. Das bändigt Frizz und schützt vor Spliss.

Bartöle

Die Trends bei Bärten ändern sich wie bei den Haarschnitten. Vollbart jedenfalls ist ein Klassiker, der aber viel Pflege braucht, um gut auszusehen. Unentbehrlich neben regelmäßigem Bürsten und Trimmen ist ein Bartöl für weiches, gesundes Barthaar.

KLASSISCHES DIY-BARTÖL FÜR NORMALE HAUT

- Mische 2 EL Jojobaöl (pflegt die Haut und zieht schnell ein) mit 1 EL Arganöl (macht das Haar weich und glänzend) und nach Belieben 2 bis 3 Tropfen ätherisches Öl (z. B. Zedernholz, Rosmarin oder Lavendel für Duft und extra Pflege) in einer kleinen Glasflasche mit Pipette oder Schraubverschluss.
- Kühl und dunkel lagern, z. B. im Kühlschrank.
- Reinige Bart und Gesicht zunächst mit warmem Wasser und trockne es sanft ab.
- Schüttle dein Bartöl, damit sich die Zutaten gut miteinander verbinden, nimm 2 bis 4 Tropfen davon in die Handflächen und verreibe sie leicht.
- Massiere das Öl in den Bart und auch die Haut darunter ein.
- Am besten täglich nach dem Duschen anwenden – dann sind Haut und Haar besonders aufnahmefähig.

BERUHIGENDES BARTÖL FÜR EMPFINDLICHE HAUT

Hier solltest du auf stark duftende ätherische Öle verzichten oder diese nur sehr sparsam dosieren! In dieser Variante verwenden wir entzündungshemmende Kamille oder Ringelblume (Calendula).

- Mische 2 EL Jojobaöl mit 1 EL Mandelöl und 1 Tropfen ätherisches Kamillenöl oder Calendulahautöl in einer kleinen Glasflasche mit Pipette oder Schraubverschluss.

NICHT-KOMEDOGENES BARTÖL FÜR FETTIGE ODER ZU UNREINHEITEN NEIGENDE HAUT

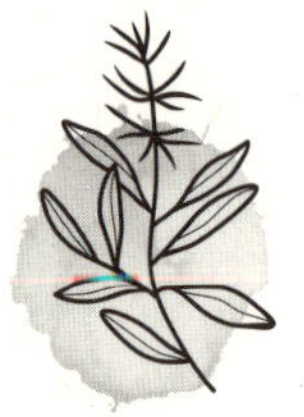

Mische 2 EL Traubenkernöl mit 1 EL Jojobaöl und 2 Tropfen antibakteriell wirkendem Teebaumöl in einer kleinen Glasflasche mit Pipette oder Schraubverschluss.

BARTÖL FÜR SEHR TROCKENE HAUT UND KRAUSES, WIDERSPENSTIGES HAAR

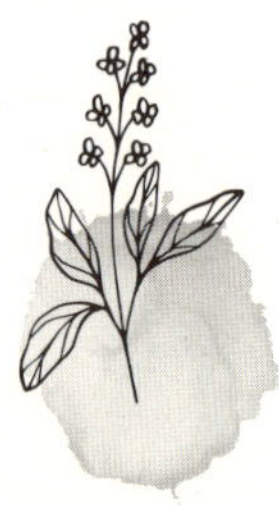

- Mische 2 EL Arganöl mit 1 EL Avocadoöl und 2 Tropfen Sandelholzöl in einer kleinen Glasflasche mit Pipette oder Schraubverschluss.
- Wenn du das Öl vor dem Schlafengehen verwendest, kann es über Nacht im Barthaar einwirken.

Ätherische Öle und Aromatherapie

Vielleicht hast du schon einmal erlebt, wie ein bestimmter Duft Erinnerungen weckt oder deine Stimmung hebt. Genau hier setzt die Aromatherapie an, eine faszinierende Methode, die die Kraft ätherischer Öle nutzt, um Körper, Geist und Seele in Balance zu bringen. Ätherische Öle sind hochkonzentrierte Extrakte, die aus Blüten, Blättern, Rinden, Wurzeln oder Schalen von Pflanzen gewonnen werden, meist durch Wasserdampfdestillation oder Kaltpressung. Lavendel, Rosmarin, Orange, Pfefferminze oder Teebaum sind nur einige der bekanntesten Vertreter. Schon im alten Ägypten wurden duftende Öle für rituelle Bäder, Einreibungen und zur Reinigung der Luft verwendet. Auch in der indischen Ayurveda-Tradition und der Traditionellen Chinesischen Medizin spielen aromatische Pflanzenöle seit Jahrtausenden eine wichtige Rolle.

Die moderne Aromatherapie hat ihre Wurzeln allerdings im frühen 20. Jahrhundert. Der französische Chemiker René-Maurice Gattefossé prägte den Begriff, nachdem er die heilende Wirkung von Lavendelöl bei einer Verbrennung am eigenen Leib erlebte. Heute ist die Aromatherapie ein fester Bestandteil vieler Naturheilpraxen, Wellnesshotels und sogar Kliniken. Sie wird zur Entspannung, zum Stressabbau, bei Schlafproblemen, zur Unterstützung des Immunsystems und zur begleitenden Therapie bei verschiedenen Beschwerden eingesetzt.

Wie funktioniert Aromatherapie?

Die ätherischen Öle werden entweder über die Haut aufgenommen, etwa als Massageöl, Badezusatz oder in Cremes, oder über die Nase inhaliert. Schon wenige Tropfen in einer Duftlampe oder einem Diffuser reichen, um die Raumluft zu verwandeln und deine Stimmung zu beeinflussen. Die Duftmoleküle gelangen über die Nase direkt ins limbische System. Das ist der Teil des Gehirns, der für Emotionen und Erinnerungen zuständig ist. So können bestimmte Düfte beruhigen, anregen, trösten oder sogar die Konzentration fördern.

Die Einsatzmöglichkeiten sind so vielfältig wie die Öle selbst:

- Ein paar Tropfen **Lavendelöl** im Badewasser helfen beim Abschalten nach einem langen Tag.
- **Pfefferminzöl** kann bei Spannungskopfschmerzen auf die Schläfen getupft werden.
- Zitrusdüfte wie **Orange** oder **Grapefruit** bringen Frische und Energie ins Homeoffice.
- Und wer sich nach innerer Balance sehnt, kann mit **Ylang-Ylang** oder **Sandelholz** kleine Duftinseln schaffen.

Was ist eigentlich Aromatherapie?
Hochkonzentrierte Duftessenzen aus bestimmten Pflanzen gewinnt man durch Mazeration oder Enfleurage. Bei diesen traditionellen Verfahren macht man sich die Eigenschaft von bestimmten geruchlosen Fetten zunutze, Duftstoffe von Blüten oder duftenden Pflanzenteilen aufzunehmen. Die daraus entstehenden Duftöle sind kostbar: Für einen Tropfen Jasminöl (Absolu) benötigst du zweihundert Jasminblüten. Ein anderer Herstellungsweg ist die Destillation, hierbei lassen sich größere Mengen aromatischer Pflanzenteile verarbeiten. Der große persische Arzt und Naturwissenschaftler Ibn Sina (980–1037 n. Chr.) entwickelte die Technik der Destillation ätherischer Öle mit Ethylalkohol aus fermentiertem Zucker. Je nach Art der Pflanze ist die Ausbeute an ätherischen Ölen hoch oder sehr gering. Für einen Tropfen Rosenöl benötigt man etwa fünfzig Damaszener Duftrosen.

Ätherische Öle kannst du auch mit einem Basisöl verdünnen und sie auf die Haut auftragen. Die richtige Mischung ist wichtig, um Reizungen oder allergische Reaktionen zu vermeiden und die Aufnahme der Öle zu erleichtern. So kommst du auch in den Genuss der Wirksubstanzen, die die duftenden Öle mitbringen.

Zehn ätherische Öle für die Hautpflege

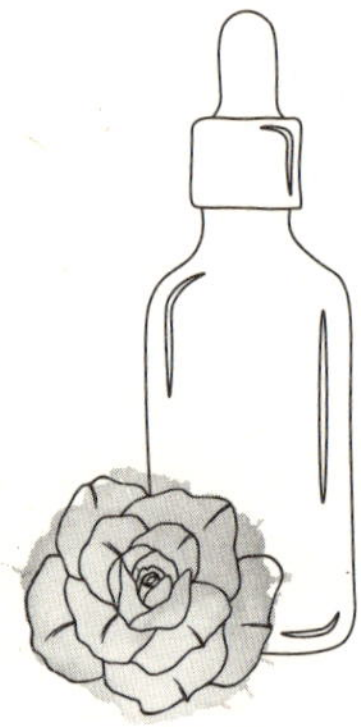

Die folgenden ätherischen Öle eignen sich hervorragend für kosmetische Zwecke und Körperpflege. Die Auswahl basiert auf Erkenntnissen aus Aromatherapie, Naturkosmetik und dermatologischen Anwendungen. Verwende ätherische Öle niemals pur, sondern in einer 0,5- bis 3-prozentigen Mischung mit Trägerölen (zum Beispiel gemischt mit Basisölen wie Jojoba-, Mandel- oder Arganöl), Alkohol oder mit anderen Emulgatoren wie Sahne, Milch oder Honig.

Als Faustregel gilt:

- Dosierung für die Körperpflege: 1 bis 3 Tropfen ätherisches Öl auf 10 ml Basisöl
- Dosierung für die Gesichtspflege: 1 Tropfen auf 10 ml

Lavendel (*Lavandula angustifolia*)

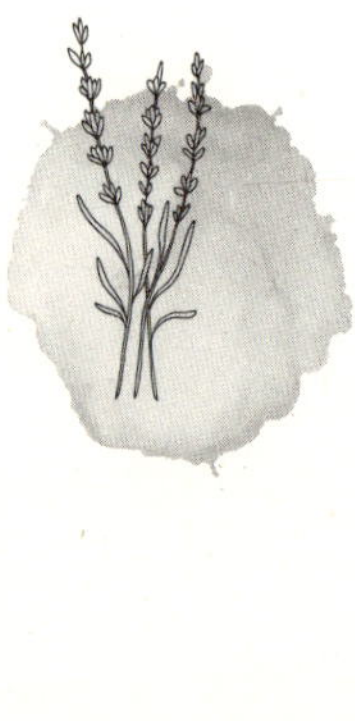

Pflanze: Ein buschiger Halbstrauch mit violetten Blüten, heimisch im Mittelmeerraum.

Hautwirkung: Beruhigend, entzündungshemmend, fördert die Regeneration – ideal bei empfindlicher oder irritierter Haut, kleinen Verletzungen, Sonnenbrand oder Insektenstichen.

Teebaum *(Melaleuca alternifolia)*

Pflanze: Ein australischer Myrtengewächs-Baum mit schmalen Blättern.

Hautwirkung: Antibakteriell, antimykotisch, talgregulierend – besonders geeignet bei unreiner Haut, Akne oder Pilzbefall (z. B. Füße, Nägel). Nur sparsam verwenden.

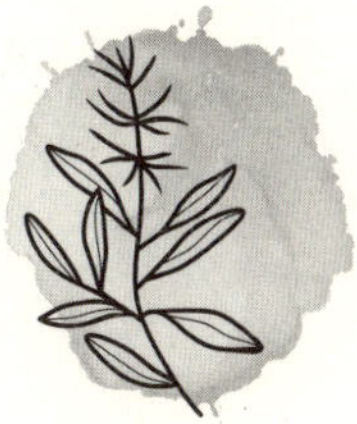

Rosenholz *(Aniba rosaeodora)*

Pflanze: Tropischer Baum aus Südamerika mit zart rosafarbenem Holz (bitte nur aus nachhaltigen Quellen verwenden!).

Hautwirkung: Regenerierend, glättend, hautpflegend – gut bei trockener, reifer oder schuppiger Haut.

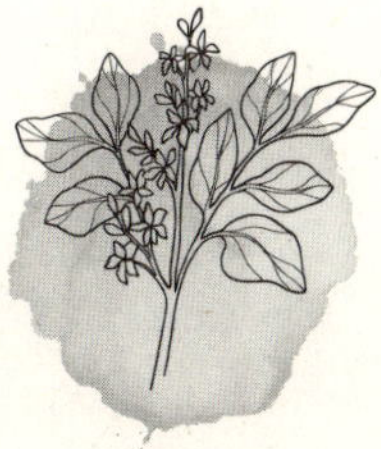

Geranie *(Pelargonium graveolens)*

Pflanze: Duftgeranie mit rosafarbenen Blüten und zitronig-blumigem Duft, ursprünglich aus Südafrika.

Hautwirkung: Ausgleichend, entzündungshemmend, tonisierend – kann das Hautbild bei Mischhaut oder hormonell bedingten Hautproblemen stärken.

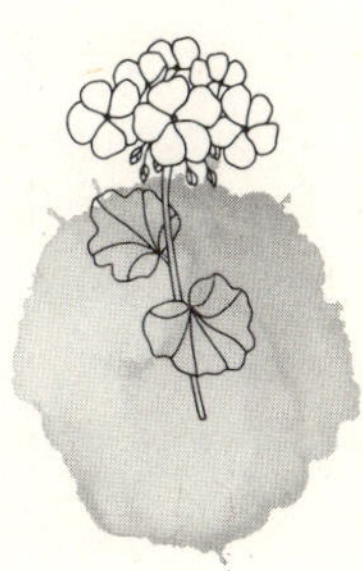

Weihrauch *(Boswellia carterii)*

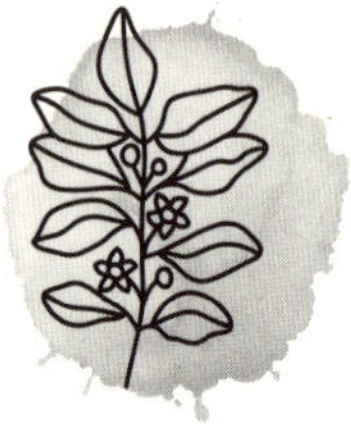

Pflanze: Harz eines Wüstenbaums, das seit der Antike für spirituelle und medizinische Zwecke genutzt wird.
Hautwirkung: Straffend, beruhigend, zellregenerierend – ideal bei reifer, trockener oder gereizter Haut.

Kamille blau *(Matricaria recutita)*

Pflanze: Traditionelles Heilkraut mit kleinen weißen Blüten und gelber Mitte – duftet mild, wirkt intensiv.
Hautwirkung: Stark antientzündlich, beruhigt Hautreizungen, Rötungen und Ekzeme. Sehr gut verträglich, auch bei sensibler Haut.

Neroli *(Citrus aurantium flos)*

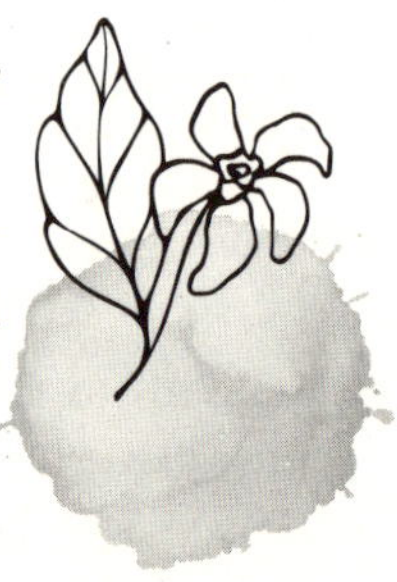

Pflanze: Blüten der Bitterorange – sehr kostbares, blumig duftendes Öl.
Hautwirkung: Hautberuhigend, regenerierend, zart hautstraffend – besonders bei gestresster, trockener oder reifer Haut.

Zypresse (*Cupressus sempervirens*)

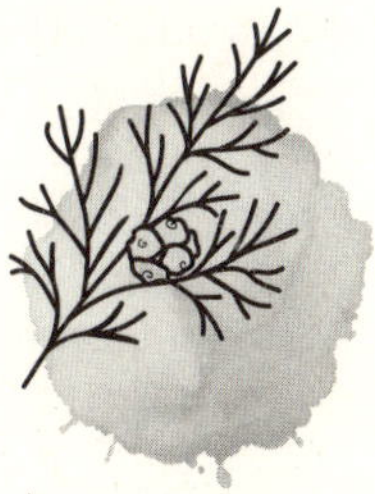

Pflanze: Immergrüner Baum aus dem Mittelmeerraum, mit schmalem, hohem Wuchs.
Hautwirkung: Adstringierend (zusammenziehend), durchblutungsfördernd – hilfreich bei fettiger Haut und auch bei Cellulite.

Rosmarin (*Rosmarinus officinalis ct. verbenon*)

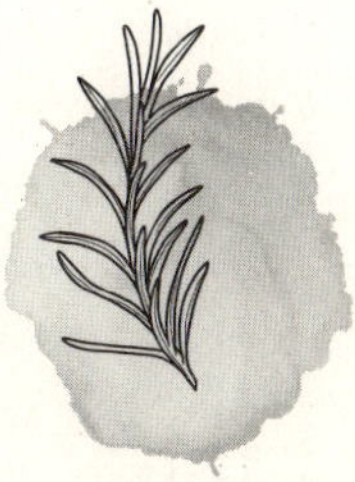

Pflanze: Mittelmeerstrauch mit nadelförmigen Blättern – klassisches Küchen- und Heilkraut.
Hautwirkung: Anregend, klärend, durchblutungsfördernd – gut bei fahler und fettiger Haut, als erfrischender Badezusatz, zur Kopfhautpflege oder für Cellulite-Anwendungen. Bei empfindlicher Haut vorsichtig dosieren.

Sandelholz (*Santalum album* oder *Amyris balsamifera*)

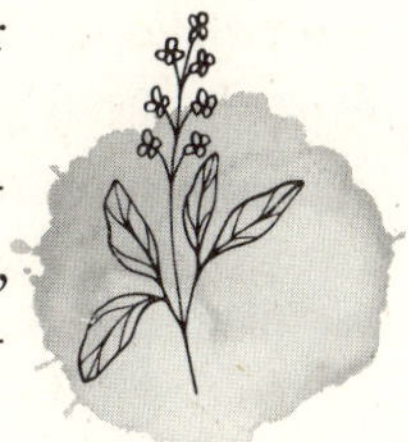

Pflanze: Tropischer Baum mit aromatischem Kernholz – nachhaltig beschafft sehr kostbar.
Hautwirkung: Beruhigend, feuchtigkeitsspendend, glättend – sehr gut bei trockener, gereizter und reifer Haut. Auch für Aftershave-Mischungen beliebt.

DUFTENDES KÖRPERÖL

Um selbst gemachtes Körperöl herzustellen, vermischst du ein Basisöl mit ätherischen Ölen, die für die Körperpflege geeignet sind. Gute Basis- oder Trägeröle sind Mandelöl, Jojobaöl oder Olivenöl. Lavendelöl, Rosenöl oder Rosmarinöl sind Klassiker, die gerne kosmetischen Produkten zugesetzt werden.

So geht's:

- Wähle ein Basisöl nach deinem Geschmack und Hauttyp, miss 100 ml ab und fülle das Öl in eine dunkle Glasflasche mit Schraubverschluss.
- Wähle ein oder mehrere ätherische Öle, die sich zur Hautpflege eignen. Gib insgesamt 10 bis 15 Tropfen der Duftöle hinzu.
- Vermische die Öle gründlich, indem du die Flasche schüttelst.
- Teste die Mischung an einer kleinen Hautstelle, bevor du sie großflächig anwendest.

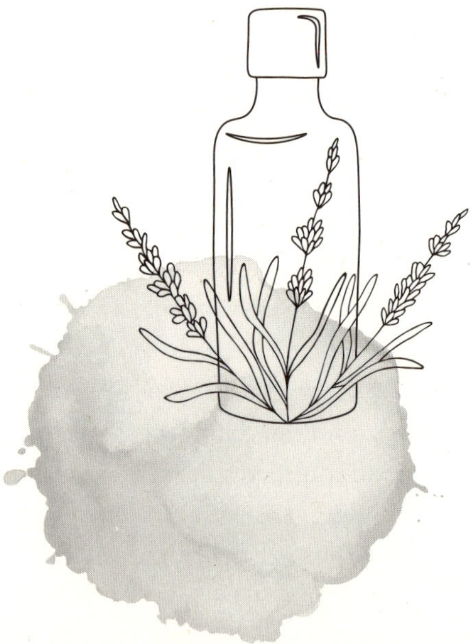

Ätherische Öle für die medizinische Anwendung

Einige ätherische Öle wirken in der korrekten Verdünnung therapeutisch und liefern positive Hautpflegeeffekte beispielsweise bei Akne, Pilzen, Haarproblemen oder Verbrennungen.

Teebaumöl *(Melaleuca alternifolia)*

- Antibakteriell und antimykotisch dank Terpenen. Die Wirkung gegen Akne und Nagelpilz ist wissenschaftlich belegt.
- Anwendung: 5-prozentige Verdünnung in Jojobaöl. Äußerlich bei Akne oder Fußpilz.
- Nicht bei Kindern unter zwölf Jahren anwenden und in jedem Fall vor der Anwendung auf Hautverträglichkeit testen. Dazu einige Tropfen von dem Öl auf die Ellenbeuge geben. Zeigen sich nach 24 Stunden Einwirkzeit keine Nebenwirkungen in Form von Juckreiz oder Rötungen, wird das Öl gut vertragen.

Lavendelöl *(Lavandula angustifolia)*

- Entzündungshemmend, beruhigend bei Juckreiz und kleineren Hautverletzungen. Studien zeigen signifikante Schmerzlinderung bei Sonnenbrand.
- Anwendung: 1 bis 3 Tropfen in 10 ml Mandelöl oder Jojobaöl – zur schnellen Hilfe bei Irritationen.

Rosmarinöl *(Rosmarinus officinalis)*

- Antioxidativ und durchblutungsfördernd. Studien zeigen ein Haarwachstum vergleichbar mit dem Arzneistoff Minoxidil.
- Anwendung: 2 bis 3 Tropfen in Shampoo oder passendem Trägeröl für Kopfhaut.

Thymianöl (*Thymus vulgaris*)

- Reich an Thymol und Carvacrol, weshalb es stark antiseptisch wirkt. Wird medizinisch bei Zahnfleischentzündungen genutzt.
- Anwendung: 1-prozentige Lösung in Mundwasser zur unterstützenden Mundhygiene und zum Spülen der Mundhöhle. Nicht schlucken!

Johanniskrautöl (*Hypericum perforatum*)

- Dank der Wirkstoffe Hypericin und Hyperforin wirkt es antiviral, antientzündlich, reguliert Narbenheilung, hilft bei kleineren Verbrennungen und unterstützt Regenerationsprozesse.
- Anwendung äußerlich

Stimmungsaufheller Johanniskrautöl

Pflanzenöle sind wissenschaftlich auch daraufhin untersucht worden, ob sie psychische Beschwerden lindern können. Johanniskrautöl wird äußerlich angewendet oder in Form von Extrakten eingenommen und kann bei leichten bis mittelschweren Depressionen stimmungsaufhellend wirken. Die Wirkung ist durch zahlreiche Studien belegt, wobei Johanniskrautöl in der Regel als Ergänzung zur medikamentösen Behandlung und nach Absprache mit der behandelnden Ärztin eingesetzt wird. Weil Johanniskraut auch Wechselwirkungen mit anderen Medikamenten haben kann, solltest du es nur nach Rücksprache mit einem Arzt verwenden.

JOHANNISKRAUTÖL

Dieses Öl kannst du aus frischen Blüten im Sommer ganz einfach selbst herstellen. Es ist etwa ein Jahr haltbar.

50 Gramm frische Blüten
200 ml Bio-Weizenkeimöl, Olivenöl oder Sesamöl
1 Marmeladenglas mit Schraubdeckel
1 dunkle Ölflasche mit Deckel

Zubereitung:

- Welke Blüten entfernen, die frischen Blüten in das Glas geben und Öl aufgießen, sodass die Blüten gut bedeckt sind.
- Verschließe das Glas und stell es an einen warmen Platz. Kein direktes Sonnenlicht, es zerstört die Wirkstoffe!
- Sechs Wochen ziehen lassen und das Glas immer wieder schütteln. Mit der Zeit färbt sich das Öl rot. Die Blütenreste durch ein feines Sieb abseihen, das Öl in eine Flasche füllen und luftdicht verschließen. Dunkel aufbewahren.

3

SIMPLY FINE

Öle für Gesundheit und Geschmack

Stell dir vor, du möchtest deinem Körper jeden Tag etwas richtig Gutes tun – und das möglichst unkompliziert. Dann kommst du an hochwertigen Pflanzenölen kaum vorbei. Sie sind nicht nur ein Genuss in der Küche, sondern auch echte Gesundheitsbooster, die auf deinem Speiseplan einen festen Platz verdienen. Warum das so ist und wie du davon profitierst, erfährst du in diesem Kapitel.

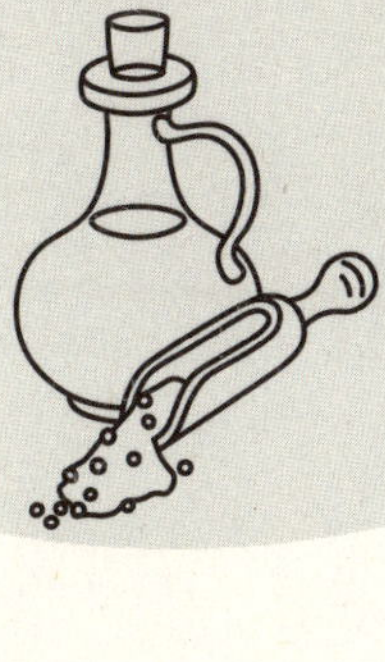

PFLANZENÖLE – VIEL MEHR ALS NUR FETT

Fette sind lebenswichtig – und Pflanzenöle machen es besonders spannend. Dabei denken viele bei Speiseöl vielleicht zuerst an Kalorien. Aber was wäre eine gute Küche ohne Olivenöl & Co? Pflanzenöle sind unverzichtbare Helfer in der Küche zum Anbraten, Marinieren oder als Zutat zu Gemüse oder Salat. Viele köstliche Gerichte entfalten ihren Geschmack erst durch die Zugabe von Fett. Dabei steckt vor allem in Pflanzenölen noch wesentlich mehr: Drei Omega-Familien sind dabei besonders wichtig. Die benötigt dein Körper für Herz und Hirn und für zahlreiche weitere lebenswichtige Vorgänge.

Warum wir Fette lieben sollten

Fette liefern mehr als nur Energie – sie sind Bausteine für Zellwände, Botenstoffe und unsere Hormone. Außerdem schützt Fett die Organe, polstert das Gewebe und schützt vor Kälte. Von den drei lebenswichtigen Hauptnährstoffen Fett, Kohlenhydrate und Eiweiß hat ein Gramm Fett mehr als doppelt so viel Energie wie die gleiche Menge Kohlenhydrate (Zucker) oder Eiweiß – neun Kilokalorien pro Gramm. Das bedeutet: Schon kleine Mengen Fett machen satt und geben dir Power für den Tag.

Fett macht nicht fett

Viele Jahre galt Fett als Hauptverursacher von Übergewicht. Produkte mit der Aufschrift »low fat« füllten die Supermarktregale, und viele Menschen versuchten, Fett möglichst zu meiden. Doch wissenschaftliche Erkenntnisse haben gezeigt: Fett ist nicht der Feind! Es darf in einer gesunden Ernährung auf keinen Fall fehlen.

Das Besondere an diesem Nährstoff ist, dass er im Körper anders verarbeitet wird als die anderen Nahrungsbausteine. Wenn du ein Marmeladenbrot gegessen oder ein Glas Apfelsaft getrunken hast, schnellt der Zuckerspiegel im Blut schnell nach oben. Bei einem Käsebrot oder Tomaten mit Mozzarella und Olivenöl ist auch Fett mit dabei. Nach dem Verzehr steigt der Blutzucker langsamer und bleibt längere Zeit stabil. Das heißt: Nach einem fettreicheren Essen fühlst du dich länger satt und bekommst nicht so schnell wieder Hunger und Lust auf einen Snack.

Das ist ganz anders nach einem zuckerreichen Essen, süßem Obst oder einem gesüßten Getränk. Jetzt ist der Blutzuckerspiegel hoch, und die Bauchspeicheldrüse muss eine entsprechende Menge Insulin ausschütten. Das Hormon hat die Aufgabe, den Nährstoff Zucker aus dem Blut in die Muskel-, Leber- oder Fettzellen zu schleusen. Hier liefert er Energie für alle Körperfunktionen und auch für schlechte Zeiten. So sinkt dank Insulin bei einem gesunden Körper ganz automatisch und relativ schnell der Blutzuckerspiegel wieder ab. Er meldet sich mit Hunger auf Nachschub, gerne in Form von Heißhunger auf Süßes.

Fett verlangsamt diesen Prozess – genauso übrigens wie das Eiweiß aus Hülsenfrüchten, Fisch und Geflügel oder die Ballaststoffe aus Getreide, Hülsenfrüchten und Gemüse. Sie alle sorgen für eine lang anhaltende Sättigung. Der Blutzuckerspiegel steigt langsamer an, genauso wie der Insulinspiegel, und er sinkt auch langsamer wieder ab. Du bekommst erst nach längerer Zeit wieder Hunger.

Dadurch essen Menschen, die regelmäßiges kleinere Portionen Fett konsumieren, oft insgesamt weniger, weil sie länger satt bleiben und weniger Heißhunger verspüren.

Nicht alle Fette sind gleich

Es ist allerdings wichtig, auf die Qualität der Fette zu achten.

- Gute Fettquellen sind Pflanzenöle wie Raps-, Walnuss-, Lein-, Soja- oder Olivenöl, Kokosfett, Nüsse, Avocado, fetter Seefisch, Eigelb, Joghurt, Bitterschokolade.
- Schlechte Fettquellen sind Fleisch, Wurst, fettreiche Milchprodukte, Bratfette, Fertigprodukte und industriell stark verarbeitete Lebensmittel.

Abnehmen mit Ölen

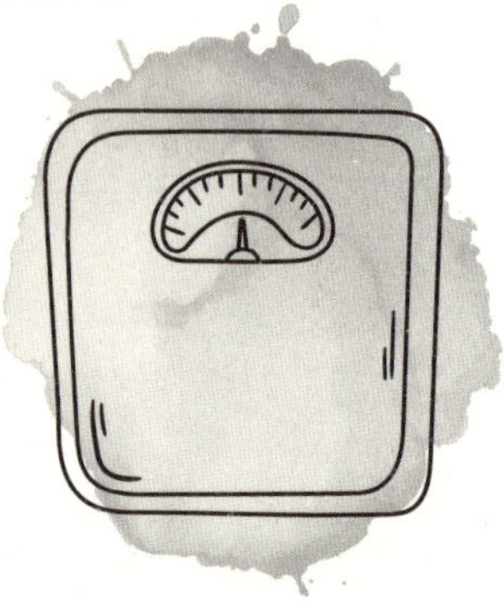

Alle kalt gepressten Öle sind hochwertige Lebensmittel, die uns aufgrund ihrer Energiedichte gut sättigen. So fällt es leichter, die von Expertinnen empfohlenen zwei bis drei Mahlzeiten pro Tag einzuhalten und auf Zwischenmahlzeiten und Snacken zu verzichten. Manche Pflanzenöle eignen sich besonders gut zum Abnehmen. Dazu gehören Rapsöl, Leinöl, Hanföl, Olivenöl und Walnussöl. Aber natürlich reichen Öle alleine nicht aus, um sich gesund zu ernähren und sicher abzunehmen.

Wenn du die folgenden Regeln einhältst, kannst du nachhaltig abnehmen und dein Wunschgewicht auf Dauer halten:

- **Iss höchstens drei Mahlzeiten am Tag,** für gesunde Erwachsene sind im Prinzip auch zwei Mahlzeiten ausreichend. Iss dich dabei gut satt. Bei jeder Mahlzeit sollte viel Gemüse und Salat dabei sein, um den Magen zu füllen. Und als Sättigungsbeilage ausreichend Eiweiß (zum Beispiel in Form von Eiern, Geflügel oder Fisch, Getreide und Hülsenfrüchten) auf dem Teller. Als Faustregel gilt 1 Gramm Eiweiß pro Kilogramm Körpergewicht, so viel darf es jeden Tag sein. Oder noch einfacher: Wenn du dir deinen Teller von oben ansiehst, sollte er zur Hälfte mit Gemüse und/oder Salat gefüllt sein, zu einem Viertel mit Eiweiß und zu einem weiteren Viertel mit Kohlenhydraten in Form von Brot, Nudeln, Pasta oder Reis. Dazu natürlich: ein Löffelchen Öl!
- **Mach zwischendurch mindestens fünf Stunden Pause** und trinke ausschließlich kalorienfreie Getränke, am bes-

ten Wasser oder Tee. So normalisieren sich dein Blutzucker und der Insulinspiegel, und du entwickelst eine gesundes Hungergefühl.

- **Versuche, immer selbst frisch zu kochen,** und vermeide möglichst Fertiggerichte und Fast Food. Da weißt du nie genau, was auf den Teller kommt, und der Gehalt an »leeren Kohlenhydraten« und schlechten Fetten kann sehr groß sein.
- **Bei Heißhunger besteht die Gefahr,** wieder in die Snack-Falle zu tappen. Halte immer ein paar ungesalzene Nüsse (Mandeln, Walnüsse oder Haselnüsse) bereit oder knabbere eine Möhre.
- **Verbiete dir nichts** und erlaube dir alles, aber tu alles in Maßen.
- **Genieße jedes Essen** in vollen Zügen. Essen ist viel mehr als nur Nahrungsaufnahme!
- **Sei jeden Tag aktiv** und bring deinen Körper in Bewegung, das liebt er genauso wie eine gute, ausgewogene Küche. Außerdem verbrauchen deine Muskeln so Energie.
- **Damit die Pfunde auch schmelzen,** die empfohlenen zwei Esslöffel Pflanzenöle pro Tag nicht überschreiten.

Die Kraft der gesunden Fettsäuren

Fett macht also keineswegs unbedingt fett, solange du es damit nicht übertreibst. Und wenn du die richtigen Fette wählst, tust du viel für dich und deine Gesundheit. Pflanzenöle sind besonders reich an ungesättigten Fettsäuren – allen voran Omega-3-, Omega-6- und Omega-9-Fettsäuren. Diese »guten Fette« sind lebensnotwendig, weil unser Körper sie nicht selbst herstellen kann. Gesättigte Fettsäuren dagegen kommen reichlich in den »schlechten« Fettquellen vor. Trotzdem ist gegen den maßvollen Genuss von fettarmen Milchprodukten aus ernährungsmedizinischer Sicht nichts einzuwenden, weil diese reich an anderen wichtigen Substanzen für den Körper sind, zum Beispiel Kalzium für starke Knochen. Bestimmte gesättigte Fettsäuren aus tierischen Quellen können allerdings den Cholesterinspiegel erhöhen. Vor allem das LDL-Cholesterol steht in Verdacht, das Risiko für Herz- und Kreislauf-Erkrankungen und Krebs zu erhöhen.

Wie gut ist Kokosfett?

Gesättigte Fettsäuren erkennt man daran, dass sie bei Raumtemperatur fest werden. Sie stecken meistens in tierischen Produkten. Diese können bei häufigem Verzehr das Risiko für Herz-Kreislauf-Erkrankungen erhöhen.

Auch Kokosöl gehört zu diesen Fetten. Es kann den Cholesterinwert und auch den des »bösen« LDL-Cholesterins erhöhen. Andererseits enthält Kokosöl viele leicht verdauliche mittelkettige Fettsäuren, darunter die Laurinsäure. Besonders spannend ist die anhaltende Diskussion über die mögliche Vorbeugung von Alzheimer und anderen neurodegenerativen Erkrankungen durch diese mittelkettigen Fettsäuren. Noch gibt es allerdings keine gesicherten wissenschaftlichen Nachweise hierfür, ebenso wenig wie für die

Zuschreibung, dass Kokosöl gegen Pilze, Viren und Bakterien helfen soll. Wie auch immer: Äußerlich angewendet ist das Öl ein guter Feuchtigkeitsspender, und auch zum Ölziehen eignet es sich gut. In der Küche sollte es – sparsam – zum Anbraten verwendet werden, denn hier punktet es mit einem hohen Rauchpunkt. Weil die Klimabilanz dieses Öls alles andere als günstig ist, ist es allerdings besser, auf Alternativen aus regionalem Anbau zurückzugreifen.

Omega-3: das Multitalent für Herz und Kopf

Omega-3-Fettsäuren, die in besonders hohen Anteilen in Leinöl, Walnussöl und Rapsöl, vor allem aber in fettem Seefisch (Lachs, Makrele, Hering) und Algen stecken, sind echte Alleskönner. Zu den wichtigsten Omega-3-Fettsäuren gehören die Alpha-Linolensäure (ALA), die Eicosapentaensäure (EPA) und die Docosahexaensäure (DHA).

Alpha-Linolensäure ist eine dreifach ungesättigte Fettsäure und kann zu einem ausbalancierten Cholesterinspiegel im Blut beitragen. Eicosapentaensäure und Docosahexaensäure spielen eine wichtige Rolle für die Gehirnfunktion, das Herz-Kreislauf-System, gute Blutfettwerte, die Sehkraft und die gesunde Entwicklung eines Säuglings.

Omega-6: Wichtig für die Zellgesundheit

Auch Omega-6-Fettsäuren, etwa aus Sonnenblumenöl, Soja- oder Distelöl, sind unverzichtbar. Linolsäure beispielsweise unterstützt deine Hautgesundheit, die Zellfunktionen und -wachstum und senkt das »böse« LDL-Cholesterin. Allerdings: Bei sehr hoher Aufnahme kann Linolsäure entzündliche Prozesse fördern. Entscheidend ist immer das richtige Verhältnis von Omega-3 zu Omega-6 in der Ernährung. Denn Omega-3-Fettsäuren können im Körper nur gut wirken, wenn wir nicht gleichzeitig zu viele Omega-6-Fettsäuren aufnehmen. Deshalb ist die Omega-Balance wichtig, denn beide Fettsäuren werden im Körper mithilfe desselben Enzymsystems verarbeitet. Aus ihnen entstehen hormonähnliche Botenstoffe, die Entzündungsreaktionen im Körper maßgeblich beeinflussen können. Während die Eicosanoide aus Omega-3-Fettsäuren aber entzündungshemmend wirken, fördern die Eicosanoide aus Omega-6-Fettsäuren Entzündungen.

Damit ausreichend Omega-3-Fettsäuren umgewandelt werden können, ist nach Erkenntnissen der Ernährungsmedizin ein Verhältnis von Omega-6 zu Omega-3 zwischen 1 zu 1 und 5 zu 1 empfehlenswert. Viele Menschen haben aber einen deutlichen Omega-6-Überschuss im Körper, weil diese Fettsäuren auch in zahlreichen industriell verarbeiteten Lebensmitteln stecken. So kommen sie im Durchschnitt auf ein Verhältnis von 10 zu 1 oder gar 20 zu 1.

Ausgleichen lässt sich dies, da sind sich Ernährungsmedizinerinnen und -mediziner einig, durch eine pflanzenbetonte Ernährungsweise. Wenn du jeden Tag Gemüse und Obst, Vollkorngetreide, Hülsenfrüchte, Nüsse und pflanzliche Öle zu dir nimmst, so wie es die Deutsche Gesellschaft für Ernährung empfiehlt, reduzierst du automatisch den Omega-6-Anteil in deiner Nahrung. Klar, dass tierische Lebensmittel wie Fisch, Fleisch, Eier und Käse dann einen kleineren Platz auf dem Teller bekommen. Und Omega-6-reiche Öle wie Sonnenblumen- oder Distelöl kannst du durch Omega-3-reiche Öle ersetzen.

Was ist der Omega-3-Index?

Diesen Wert kannst du auf eigene Rechnung bei deinem Hausarzt oder deiner Hausärztin messen lassen. Bei dem Test wird der Gehalt an Eicosapentaensäure (EPA) und Docosahexaensäure (DHA) in deinen roten Blutkörperchen bestimmt. Dieser wird als prozentualer Anteil angegeben und sollte zwischen 8 und 11 Prozent liegen. Dann gilt er als optimal für die Herz- und Gehirngesundheit.

Omega-9-Öle – das Plus fürs Herz

Die einfach ungesättigte Fettsäure wird auch Ölsäure genannt und steckt z.B. in Oliven und Raps. Omega-9-Fettsäuren kann der Körper auch selbst herstellen, sie sind also nicht essenziell.

Ölsäure kann helfen, den Spiegel von LDL-Cholesterin zu senken – und das ohne nennenswerten Einfluss auf das schützende »gute« HDL-Cholesterin. Eine Ernährung mit hohem Ölsäureanteil kann sich auch günstig auf die Fettsäurezusammensetzung von Zellmembranen auswirken – was wiederum die Zellfunktion, Signalübertragung und Gefäßelastizität positiv beeinflussen kann. Olivenöl ist ein hervorragender Ölsäurelieferant mit hohen Mengen an Omega-9-Fettsäuren und geringen Anteilen an Omega-6-Fettsäuren.

Antioxidantien – Zellschutz aus der Natur

Pflanzenöle sind nicht nur Fettlieferanten, sondern auch reich an Antioxidantien wie Vitamin E und Polyphenolen sowie Carotinoiden. Diese Stoffe schützen deine Zellen vor schädlichen freien Radikalen, die unter anderem für beschleunigte Alterungsprozesse und die Entstehung chronischer Krankheiten verantwortlich gemacht werden. Besonders Olivenöl, Weizenkeimöl und Sesamöl sind für ihren hohen Gehalt an Antioxidantien bekannt.

Das sagt die Wissenschaft zu den Inhaltsstoffen von Pflanzenölen

Fachleute vermuten schon seit längerer Zeit, dass die Inhaltsstoffe von verschiedenen Pflanzenölen die Gesundheit schützen und auch bestimmten Krankheiten vorbeugen können. Dies wurde in einer großen Studie bestätigt. In einer gemeinschaftlichen Arbeit konnten europäische und US-amerikanische Forschende zeigen: Wer regelmäßig Pflanzenöle wie Olivenöl, Rapsöl oder Sojaöl anstelle von Butter verzehrt, senkt sein Risiko für Herz-Kreislauf-Erkrankungen und lebt im Durchschnitt länger. Durch den Austausch von nur 10 Gramm Butter pro Tag gegen die gleiche Menge Pflanzenöl lässt sich das Blutfettprofil positiv beeinflussen. So kann außerdem das Risiko, an einer beliebigen Ursache zu sterben, um 17 Prozent gesenkt werden. Auch die Krebssterblichkeit ist bei Menschen, die Pflanzenöle bevorzugen, um 17 Prozent niedriger. Offenbar schützen unter anderem die antioxidativen Inhaltsstoffe wie Vitamin E die Zellen vor oxidativem Stress, der nicht nur als Mitverursacher für die Entstehung von Arteriosklerose oder Diabetes, sondern auch von Krebs gilt.

Nachgewiesene Effekte

Pflanzenöle mit einem hohen Anteil an Omega-3- und Omega-6-Fettsäuren (z.B. Leinöl oder Rapsöl) wirken außerdem nachweislich entzündungshemmend. Chronische Entzündungen stehen im Zusammenhang mit vielen Zivilisationskrankheiten, darunter Herzinfarkt, Typ-2-Diabetes und auch neurodegenerative Erkrankungen wie Demenz. Omega-3-Fettsäuren, insbesondere EPA und DHA, wie sie in Leinöl und Walnussöl vorkommen, unterstützen die normale Hirnfunktion und können helfen, das Risiko für Demenz und kognitive Beeinträchtigungen zu senken. Sie tragen zur Stabilisierung der Zellmembranen im Gehirn bei und wirken entzündungshemmend, was den Abbau von Nervenzellen verlangsamen kann. Der regelmäßige Verzehr von ungesättigten Fettsäuren aus Pflanzenölen kann außerdem helfen, den Blutzuckerspiegel zu stabilisieren und die Insulinempfindlichkeit zu verbessern. Dies senkt das Risiko für Typ-2-Diabetes und unterstützt einen gesunden Stoffwechsel.

Die Mischung macht's

Expertinnen und Experten empfehlen aufgrund der aktuellen Studienlage eine einfache Ernährungsumstellung – das Ersetzen von Butter durch eine Kombination von Olivenöl, Rapsöl, Sonnenblumenöl, Distelöl und Avocadoöl. Diese Öle sind teilweise für die kalte Küche geeignet, teilweise zum Braten und Erhitzen. Der Mix bringt eine Fettzusammensetzung, von der die Gesundheit langfristig profitiert. Und: Wer mit Augenmaß Pflanzenöl in seine tägliche Ernährung einbaut, kann damit langfristig sogar abnehmen. Unter der sogenannten Mittelmeerdiät mit Olivenöl haben bei einer großen Langzeitstudie die Teilnehmerinnen und Teilnehmer mehr Pfunde verloren als bei einer fettarmen Ernährung.

Welche Pflanzenöle sind besonders empfehlenswert?

Öl	**Haupt-inhaltsstoffe**	**Gesundheitlicher Nutzen**	**So kannst du es verwenden**
Olivenöl	Einfach ungesättigte Fettsäuren, Vitamin E	Herzschutz, antioxidativ, entzündungshemmend	Salate, kalte Küche, leichtes Braten
Rapsöl	Omega-3, Omega-6, Vitamin E	Herzschutz, senkt LDL-Cholesterol, entzündungshemmend	Braten, Backen, Salate
Leinöl	Sehr hoher Omega-3-Gehalt	Schützt vor Entzündungen, wichtig für die Gehirnfunktion	Nur kalt verwenden, z. B. im Quark
Walnussöl	Omega-3, Polyphenole	Gehirn, Herz, antioxidativ	Salate, kalte Speisen
Sojaöl	Omega-6, Vitamin E	Cholesterinsenkend, antioxidativ	Braten, Backen, Salate
Avocado-öl	Einfach ungesättigte Fettsäuren, Vitamin E	Senkt LDL, antioxidativ, entzündungshemmend	Braten, Dressings
Sesamöl	Ungesättigte Fettsäuren, Sesamin	Cholesterinsenkend, antioxidativ	Asiatische Küche
Sonnenblumenöl	Linolsäure, Vitamin E	Senkt Cholesterin, antioxidativ	Kalt, Salate

So baust du gesunde Fette in deinen Alltag ein

Obwohl Pflanzenöle viele Vorteile bieten, sind sie eben auch sehr energiereich. Deshalb solltest du sie maßvoll genießen. Auch wichtig:

- **Täglich verwenden:** Integriere Pflanzenöle regelmäßig in die Ernährung, z. B. als Salatdressing, im Müsli oder zum Anbraten.
- **Abwechslung sorgt für Vielfalt:** Verschiedene Öle liefern auch unterschiedliche Fettsäuren und sekundäre Pflanzenstoffe.
- **Schonende Zubereitung:** Manche Öle (z. B. Lein- und Nussöle) sind hitzeempfindlich und sollten nur kalt verwendet werden.
- **Qualität zählt:** Greife zu kalt gepressten, hochwertigen Ölen aus kontrolliertem Anbau.
- **Gesund snacken:** Du solltest regelmäßig Nüsse, Kerne, Samen, Oliven oder auch Avocado im Salat verwenden.

Spezialtipp

Ein Esslöffel Leinöl pro Tag liefert mehr als genug Alpha-Linolensäure, um den von der Deutschen Gesellschaft für Ernährung empfohlenen Tagesbedarf an Omega-3-Fettsäuren pflanzlicher Herkunft zu decken. Du kannst es pur nehmen (Achtung: bitter!), mit Magerquark mischen, ins Müsli geben oder fürs Salatdressing verwenden.

PFLANZENÖLE – UNVERZICHTBAR IN DER GUTEN KÜCHE

Pflanzenöle bringen kulinarische Highlights auf den Teller: mal nussig, mal fruchtig, mal grasig-herb. Wer die richtigen Öle zur passenden Zubereitungsart wählt, kann damit ganz nebenbei für mehr Wohlbefinden sorgen – nicht nur beim Ölziehen, sondern auch beim Essen.

Pflanzenöle in der kalten Küche

In der kalten Küche geht's um Aroma und Nährstoffe – hier dürfen Öle glänzen, die möglichst wenig verarbeitet sind. Unraffinierte, kalt gepresste Öle enthalten viele hitzeempfindliche Stoffe, die beim Erhitzen verloren gehen würden – also besser roh genießen!

Geeignet sind sie für:

- Salatdressings
- Dips & Aufstriche
- Marinaden
- Smoothies
- Puren Genuss (über gegartes Gemüse oder Pasta)

Tipp

Ab Seite 188 findest du eine kleine, feine Auswahl an Genussrezepten mit Pflanzenölen für die kalte Küche.

Dein Öl-Vorrat

Alle diese Öle sind köstliche Begleiter. Du solltest sie kühl und lichtgeschützt lagern und nach dem Öffnen zügig verbrauchen, denn sie sind nicht nur empfindlich gegenüber Licht, sondern auch gegenüber Sauerstoff und Wärme.

- **Leinöl:** reich an Omega-3, leicht nussig, passt perfekt zu Quark, Kartoffeln oder Blattsalaten und Rohkost
- **Walnussöl:** mild nussig, ideal zum Verfeinern von Gemüse, Salat oder Fisch, auch für Obstsalate
- **Hanföl:** grünlich, leicht grasig, gut in Bowls und kalten Suppen oder grünen Smoothies
- **Olivenöl (nativ extra):** fruchtig, grasig oder scharf mit leichter Bitternote, klassisch für die Mittelmeerküche, hervorragend zu Salaten, Gemüse und Pasta.
- **Kürbiskernöl:** dunkelgrün, kräftig nussig, lecker zu Vanilleeis und Desserts, auf Kürbissuppe, zu Käse
- **Rapsöl:** nussig, harmoniert gut mit Salaten, Gemüse und anderen kalten Gerichten.

QUARK-LEINÖL-MÜSLI

Für einen perfekten Start in den Tag

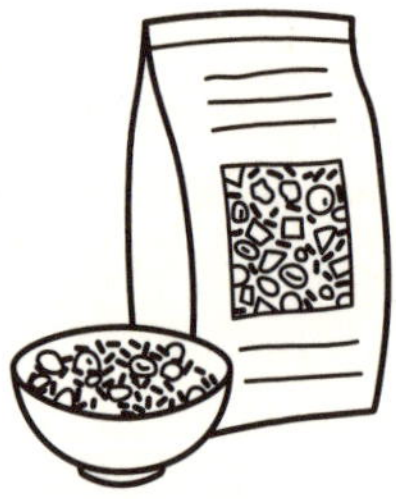

Zutaten
2 EL fettarmer Joghurt
2 EL Magerquark
1 EL Haferkleie
1 TL Leinsamen geschrotet
2 EL Leinöl
1 Handvoll Obst (Blaubeeren, Himbeeren, Ananas, Mango)
Nach Belieben 1 TL Honig oder Agavensirup

Zubereitung
1. Obst in mundgerechte Stücke schneiden, Beeren verlesen und auf einem Sieb waschen.
2. Die übrigen Zutaten in einer Schüssel verrühren und die Früchte unterheben.

GRÜNER SMOOTHIE MIT RAPSÖL

Zum Frühstück oder für unterwegs

Zutaten

1 Handvoll Blattspinat
½ Apfel (z.B. Topaz)
200 g Halbfettjoghurt
200 ml Orangensaft, frisch gepresst
100 g Crushed Ice
2 EL Honig
Meersalz
1 EL Rapsöl

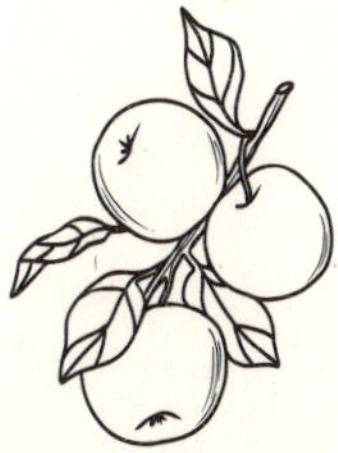

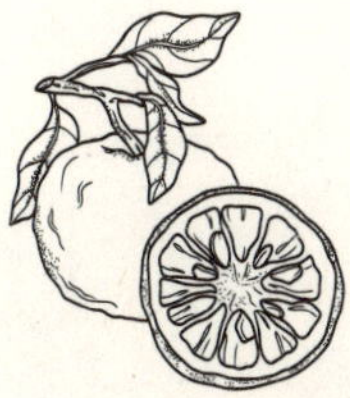

Zubereitung

1. Spinat verlesen, waschen und trocken schleudern. Apfel waschen, vierteln und Kerngehäuse entfernen.
2. Apfel grob schneiden und mit Spinat, Joghurt, Saft und dem Eis in einen Mixer geben.
3. Honig und 1 Prise Salz zugeben und alles pürieren.
4. Zum Schluss das Öl kurz untermixen.

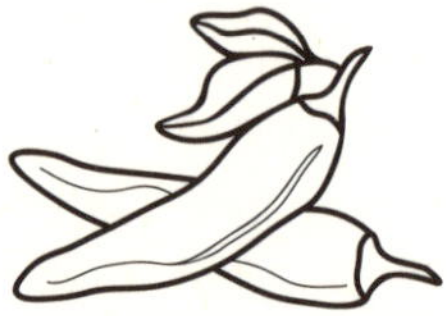

CHILI-KNOBLAUCH-ÖL

Für Pasta, Pizza oder als Würzöl zum Beträufeln

Zutaten
250 ml Olivenöl (nativ extra)
2 getrocknete Chilischoten
2 Knoblauchzehen, halbiert
1 Zweig Rosmarin (nach Belieben)

Zubereitung
Alle Zutaten in eine saubere Glasflasche mit möglichst weitem Hals geben, luftdicht verschließen und ca. sieben bis zehn Tage bei Zimmertemperatur ziehen lassen. Danach Chilis und Knoblauch entfernen. Kühl und dunkel lagern.

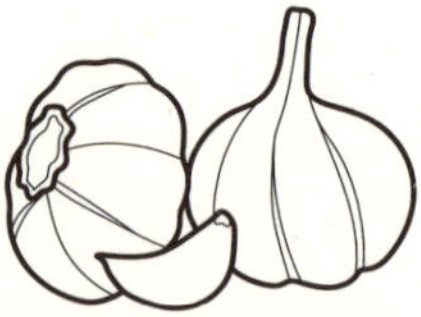

ZITRONEN-ROSMARIN-ÖL

Zu Fisch, Ofengemüse oder sommerlichen Dressings. Statt Rosmarin kannst du auch Thymian, Minze oder Bärlauch verwenden.

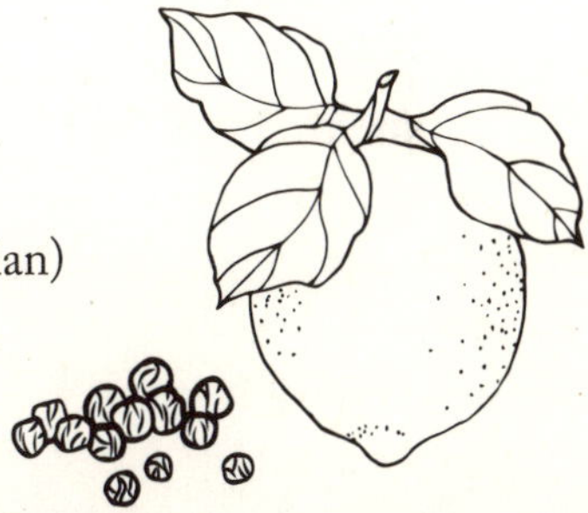

Zutaten

Abrieb von 1 Bio-Zitrone
1 Zweig frischer Rosmarin
(oder 3 bis 4 Stängel Thymian)
5 schwarze Pfefferkörner
250 ml Rapsöl

Zubereitung

1. Kräuter verlesen und welke Blätter entfernen. Zusammen mit dem Pfeffer in eine saubere Flasche mit möglichst weitem Hals geben.
2. Das Öl darübergießen, die Kräuter müssen vollständig vom Öl bedeckt sein. Luftdicht verschließen.
3. Zehn Tage ziehen lassen, dann die Kräuter entfernen und das Öl verwenden.

KLASSISCHE VINAIGRETTE

Für jede Form von Blattsalat
und gemischtem Salat

Zutaten

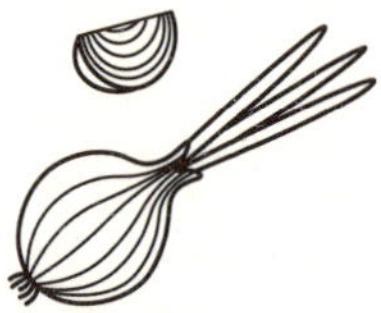

1 kleine Zwiebel
3–4 EL Weißwein- oder Apfelessig
½ TL mittelscharfer Senf
Salz und Pfeffer
½ TL Honig
6 EL Olivenöl (kaltgepresst, nativ extra)

Zubereitung

1. Die Zwiebel abziehen und fein würfeln.
2. Essig, Senf und je 1 Prise Salz, Pfeffer und Honig verquirlen, bis sich Honig und Salz aufgelöst haben.
3. Das Öl tropfenweise dazugeben und verrühren.
4. Die Zwiebelwürfel unterrühren. Alles noch mal mit Salz und Pfeffer abschmecken.
5. Die Vinaigrette kurz vor dem Servieren mit dem Salat mischen.

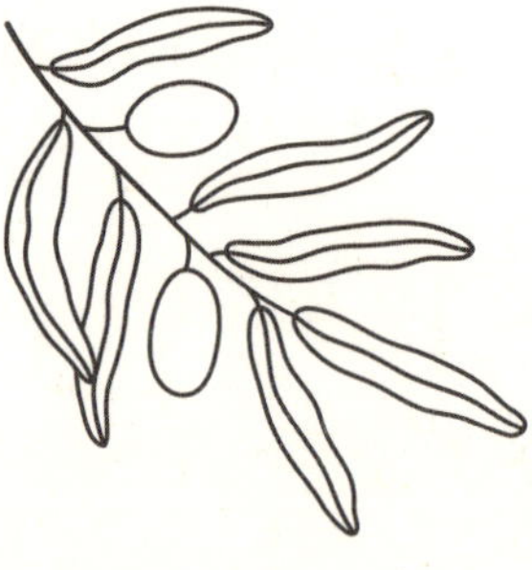

BALSAMICO-DRESSING

Italienisch inspirierter Begleiter zum Salat

Zutaten
4 EL Balsamico-Essig
1 Knoblauchzehe
1 TL getrockneter Oregano oder Thymian
1 TL Agavensirup oder Honig
Salz, schwarzer Pfeffer
120 ml Olivenöl

Zubereitung
1. Den Balsamico-Essig mit 2 EL Wasser verrühren.
2. Den Knoblauch abziehen und dazupressen. Kräuter unterrühren.
3. Agavensirup oder Honig, Salz und Pfeffer untermischen und das Olivenöl nach und nach einrühren.

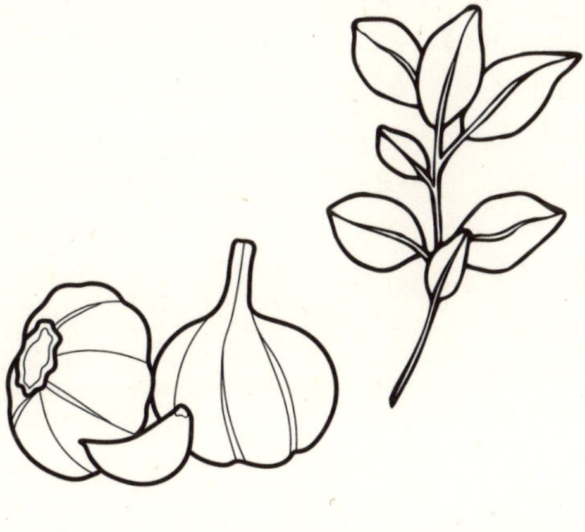

KRÄUTER-DIP

Passt zu Gemüserohkost, über Ofengemüse, zu Fisch und Fleisch

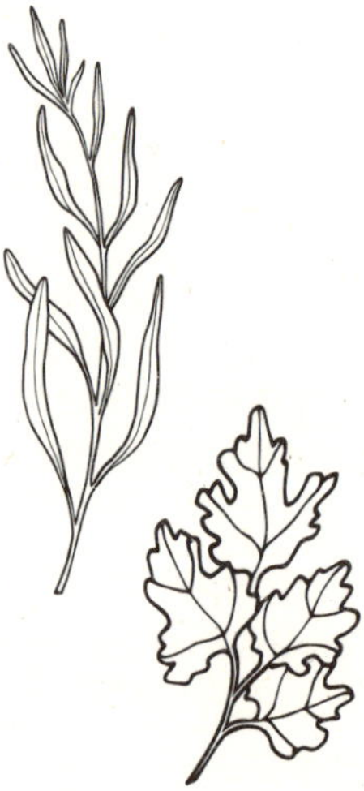

Zutaten
2 kleine Zwiebeln
9 EL Olivenöl
5 EL Weißweinessig
Meersalz und schwarzer Pfeffer
Zucker
1 Bund glatte Petersilie
1 Bund Estragon
1 Bund Koriander

Zubereitung

1. Zwiebeln abziehen und fein würfeln.
2. 2 EL Öl in einem kleinen Topf erhitzen, die Zwiebeln darin glasig dünsten, vom Herd nehmen und abkühlen lassen.
3. In einer Schüssel den Essig mit 2 EL Wasser, 1 TL Meersalz, Pfeffer und ½ TL Zucker verrühren.
4. Das übrige Olivenöl unterrühren, die Zwiebeln unterheben.
5. Kräuter waschen, trocken schütteln und mit den Stielen fein hacken. Unter den Dip rühren.
6. Mit den Gewürzen abschmecken und den Dip kalt stellen.

WALNUSS-PESTO

Köstlich zu Pasta, Gemüse oder als Aufstrich auf Baguette

Zutaten

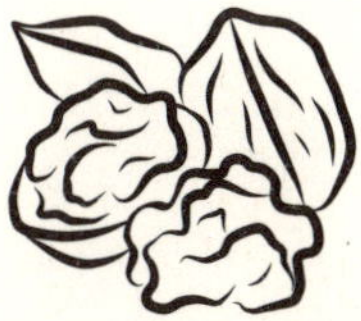

1 Knoblauchzehe
150 g Walnusskerne
40 g Grana Padano oder Parmesan
5 Stängel glatte Petersilie
½ TL Chiliflocken
200 ml Rapsöl
1 TL abgeriebene Schale einer Bio-Zitrone
100 ml Olivenöl
Meersalz

Zubereitung

1. Knoblauch und Walnüsse grob hacken.
2. Käse fein reiben. Petersilienblätter abzupfen, grob hacken.
3. Mit den Chiliflocken in einen Küchenmixer geben und mit dem Rapsöl grob pürieren.
4. Zitronenschale und Olivenöl zugeben, mit Meersalz würzen, kurz durchmixen.
5. Abdecken und bis zum Servieren kalt stellen.

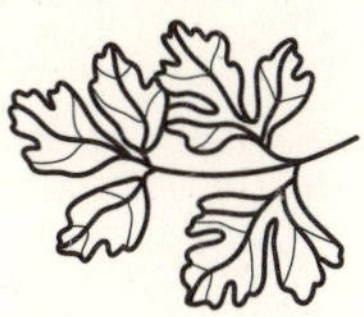

GRÜNER SPARGEL MIT WALNUSS-VINAIGRETTE

Beilage zu Fischfilet oder als Vorspeise mit knusprigem Baguette

Zutaten

4 getrocknete Tomaten in Öl
700 g grüner Spargel
6 EL Aceto balsamico bianco
Meersalz und Pfeffer
6 EL Walnussöl
5 Stiele Basilikum
Nach Belieben 50 g Serrano-Schinken
15 g Walnusskerne

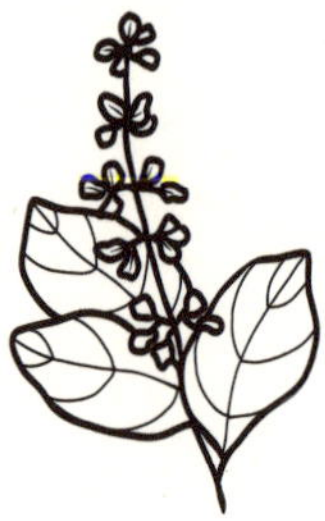

Zubereitung

1. Die Tomaten mit Küchenpapier entfetten und in feine Streifen schneiden.
2. Den Spargel im unteren Drittel schälen und die Enden abschneiden. In einem breiten Topf in reichlich kochendem Salzwasser in 5 bis 6 Minuten bissfest kochen.
3. Tomaten zugeben und 1 Minuten mitkochen. Gemüse herausnehmen und auf einem Sieb abseihen.

4. In einer Schüssel den Essig, 4 EL Wasser, Salz und Pfeffer verrühren. Das Öl unterrühren.
5. Tomatenstreifen unterheben. Basilikum waschen, die Blättchen abzupfen und in Streifen schneiden, unter das Dressing rühren.
6. Spargel auf einen Teller legen, Vinaigrette darüberträufeln und 30 Minuten ziehen lassen.
7. Nach Belieben den Schinken in grobe Stücke schneiden und darüberlegen. Walnüsse hacken und darüberstreuen.

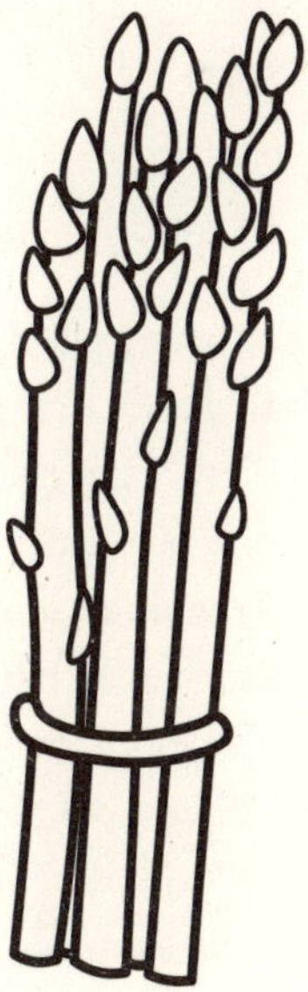

AJOBLANCO

Diese einfache, aber köstliche kalte Sommersuppe mit säuerlich mildem Geschmack ist ein Klassiker aus Spanien. Kühl servieren, aber nicht eiskalt!

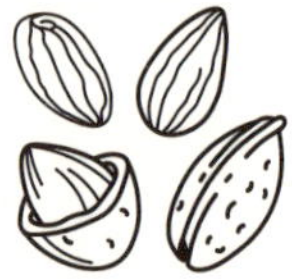

Zutaten

100 g altbackenes Brot ohne Rinde
2–3 Knoblauchzehen
220 g geschälte Mandeln
750 ml eiskaltes Wasser
100 ml bestes Olivenöl (nativ extra)
2 EL Sherryessig
Meersalz, Pfeffer
Weintrauben (am besten Muskateller)
Olivenöl nativ extra

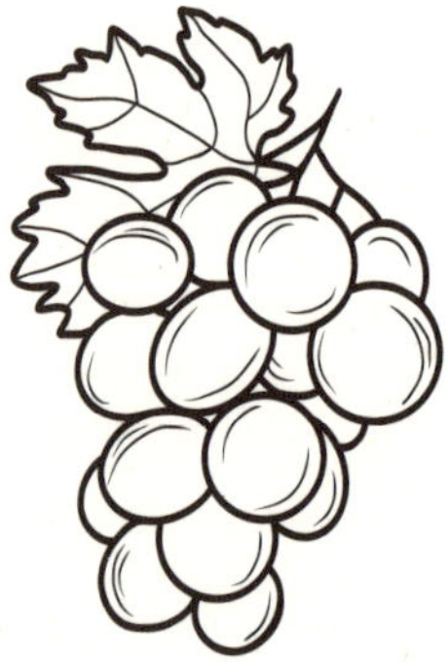

Zubereitung

1. Das Brot zehn Minuten in kaltem Wasser einweichen. Knoblauch abziehen und grob hacken.
2. Das Brot ausdrücken, mit Mandeln und 2 EL Wasser in einem hohen Gefäß mit dem Stabmixer (oder im Mixer) eine Minute pürieren. Das übrige Wasser langsam zugießen und weiter pürieren.
3. Knoblauch, Olivenöl und Sherryessig zugeben. Alles zu einer glatten Creme verrühren. Mit Salz und Pfeffer würzen.
4. 2 Stunden kalt stellen und noch einmal kurz durchmixen. Trauben waschen, halbieren und entkernen.
5. Die Suppe auf Teller geben, die Traubenhälften daraufstreuen und alles mit Olivenöl beträufeln.

Pflanzenöle in der warmen Küche

Nicht jedes Öl verträgt Hitze – beim Braten, Dünsten oder Backen solltest du deshalb zu stabilen Ölen greifen, die auch höhere Temperaturen aushalten. Entscheidend ist hier der sogenannte Rauchpunkt.

Was ist der Rauchpunkt?

Der Rauchpunkt ist die Temperatur, bei der ein Öl anfängt zu rauchen. Das sieht nicht nur unschön aus und riecht unangenehm – dabei entstehen auch gesundheitsschädliche Stoffe wie Acrylamid oder Transfettsäuren. Je höher der Rauchpunkt, desto besser eignet sich ein Öl zum Braten oder Frittieren.

Als Faustregel gilt:

- Raffinierte Öle = hoher Rauchpunkt, hitzestabil
- Kalt gepresste Öle = niedriger Rauchpunkt, für kalte Speisen

Öl	**Rauchpunkt (ca.)**	**Geeignet für**
Rapsöl (raffiniert)	220 °C	Braten, Frittieren
Sonnenblumenöl (raff.)	220 °C	Backen, Anbraten
Olivenöl (nativ)	160–180 °C	Schonendes Braten
Kokosöl (nativ)	180 °C	Wokgerichte, Backen
Sesamöl (geröstet)	180 °C	Asiatische Küche, Würzöl
Leinöl	< 120 °C	Nicht erhitzen!

Welches Pflanzenöl für welche Speise?

Damit es nicht nur gesund, sondern noch leckerer wird, lohnt es sich, das richtige Öl auszuwählen.

Fürs Braten

- **Rapsöl (raffiniert):** neutral, alltagstauglich
- **Erdnussöl:** asiatische Wokgerichte, knuspriges Braten
- **Kokosöl:** für Curry, exotische Gemüsegerichte
- **Olivenöl (nativ extra):** bei mittlerer Hitze zum Kurzbraten (ca. 160–180 °C), wunderbar für mediterrane Küche
- **Sesamöl:** die helle Variante schmeckt eher neutral, die dunkle aus geröstetem Sesam ist aromatischer; lecker zum Anbraten im Wok
- **Avocadoöl:** schmeckt mild-buttrig, hat einen hohen Rauchpunkt, kann eine gesündere Alternative zum Kokosöl sein

Fürs Backen

- **Rapsöl:** ideal für Rührteig, Muffins und vegane Kuchen
- **Sonnenblumenöl:** neutral, gut für helle Teige; hoher Anteil an Omega-6-Fettsäuren, deshalb maßvoll verwenden
- **Kokosöl:** gibt leicht süßliches Aroma, toll für Kekse

Außergewöhnliche Pflanzenöle für die feine Küche

Neben den Klassikern punkten auch diese beiden Öle in geschmacklicher wie gesundheitlicher Hinsicht:

Kameliensamenöl ***(Camellia oleifera)***

Das Öl wird gerne zur Hautpflege, in China und Japan aber auch als vielseitiges Speiseöl in der Küche verwendet, ähnlich wie das Olivenöl in Europa. Die Samen sind reich an Ölsäure, Linolsäure und

Palmitinsäure sowie wichtigen Mineralien und Vitaminen. Kamelien- oder Teesamenöl, wie es auch genannt wird, ist farblos bis blassgelb, duftet leicht süßlich und ist geschmacksneutral. Der Rauchpunkt ist hoch, bis zu 254 °C. Dieses Öl ist ideal für die asiatische Küche.

Perillaöl *(Perilla frutescens)*

Die Pflanze stammt aus Ost- und Südostasien, wo ihre würzigen Blätter in der asiatischen Küche und Medizin traditionell eingesetzt werden. Das Öl gewinnt man aus den Samen. Es zeichnet sich besonders durch seinen hohen Gehalt an der Omega-3-Fettsäure Alpha-Linolensäure (ALA) aus. Schmeckt nussig und macht sich gut in Salaten und in der asiatischen Küche.

Worauf muss ich beim Einkauf von Pflanzenölen achten?

Beim Einkauf von Pflanzenölen kannst du einiges beachten, damit du ein hochwertiges Produkt erhältst, das deinen Ansprüchen an Geschmack, Gesundheit und Nachhaltigkeit gerecht wird.

Qualität und Herkunft

Achte beim Kauf auf die Qualität des Öls. Hochwertige Pflanzenöle werden meist aus erster Kaltpressung gewonnen. Das bedeutet, dass die Samen oder Früchte ohne Hitze und chemische Zusätze gepresst werden. Dadurch bleiben die wertvollen Inhaltsstoffe wie Vitamine, Antioxidantien und ungesättigte Fettsäuren weitgehend erhalten. Bei raffinierten

Ölen werden die Rohstoffe stark erhitzt und chemisch behandelt, was zwar die Haltbarkeit erhöht, aber viele gesunde Inhaltsstoffe zerstört.

Die Herkunft der Rohstoffe ist ebenfalls wichtig. Öle aus biologischem Anbau sollten frei von Pestiziden und anderen Schadstoffen sein, und bei der Produktion wird die Umwelt geschont. Achte auf entsprechende Siegel wie das EU-Bio-Siegel oder das Demeter-Siegel.

Fettsäureprofil und Verwendungszweck

Beim Kauf solltest du auch das Fettsäureprofil des Öls im Blick haben. Ein ausgewogenes Verhältnis von Omega-3 zu Omega-6 ist besonders gesundheitsförderlich. Rapsöl etwa enthält viel Ölsäure (eine einfach ungesättigte Fettsäure) und ein gutes Verhältnis von Omega-3 zu Omega-6. Olivenöl ist reich an einfach ungesättigten Fettsäuren und eignet sich hervorragend für die mediterrane Küche

Überlege, wofür du das Öl verwenden möchtest. Für kalte Speisen wie Salate eignen sich kalt gepresste, aromatische Öle wie Walnussöl, Kürbiskernöl oder Leinöl. Zum Braten und Backen solltest du hitzestabile Öle wie Rapsöl (raffiniert), Sonnenblumenöl oder Kokosöl wählen.

Verpackung und Haltbarkeit

Die Verpackung spielt eine wichtige Rolle für die Qualität des Öls. Optimal sind dunkle Glasflaschen oder Weißblechdosen, die das Öl vor Licht schützen. Achte darauf, dass die Flasche oder Dose gut verschließbar ist, damit das Öl nicht mit Sauerstoff in Kontakt kommt.

Prüfe das Mindesthaltbarkeitsdatum und kaufe möglichst kleine Mengen, wenn du das Öl nicht häufig verwendest. So stellst du sicher, dass das Öl immer frisch ist und sein volles Aroma entfalten kann.

Preis und Nachhaltigkeit

Hochwertige kalt gepresste Öle sind meist teurer als raffinierte Öle, bieten aber mehr gesundheitliche Vorteile und einen intensiveren Geschmack. Investiere lieber in ein gutes Öl, das du gerne verwendest, als in billige Massenware, die oft minderwertige Rohstoffe enthält.

Achte beim Kauf auch auf Nachhaltigkeit. Regionale Öle haben oft eine bessere Ökobilanz als importierte Produkte. Außerdem kannst du darauf achten, dass das Öl fair gehandelt wird.

Worauf muss ich bei der Lagerung von Pflanzenölen achten?

Die richtige Lagerung von Pflanzenölen ist entscheidend für ihre Qualität, ihren Geschmack und ihre gesundheitlichen Vorteile. Werden Öle falsch aufbewahrt, können sie schnell ranzig werden oder wichtige Inhaltsstoffe verlieren.

Kühl und dunkel

Pflanzenöle sollten immer kühl und dunkel gelagert werden. Optimal sind Temperaturen zwischen 10 und 20 Grad Celsius. Rapsöl, Walnussöl und Kürbiskernöl mögen es etwas kühler, während Olivenöl eine Lagertemperatur von etwa 20 Grad gut verträgt (im Kühlschrank flockt es aus, wird aber wieder flüssig, wenn es sich auf Zimmertemperatur erwärmt). Besonders empfindliche Öle wie Leinöl sollten sogar im Kühlschrank aufbewahrt werden, da sie sehr schnell oxidieren und bitter werden können.

Licht ist einer der größten Feinde von Pflanzenölen. Es beschleunigt die Oxidation und sorgt dafür, dass die Öle schneller verderben und ihr Aroma verlieren. Deshalb sollten Öle niemals direkt in der Sonne oder an hellen Orten stehen. Am besten bewahrst du Öle in einem dunklen Schrank oder in einer lichtundurchlässigen Verpackung auf, z.B. in einer Weißblechdose.

Luftdicht verschließen

Sauerstoff ist ein weiterer Feind der Öle. Er sorgt dafür, dass die Fettsäuren oxidieren und das Öl ranzig wird. Deshalb solltest du Behälter mit Öl immer gut verschließen und möglichst wenig Luft an das Öl lassen. Nach jedem Gebrauch den Deckel festschrauben und das Öl nicht zu lange offen stehen lassen.

Mindesthaltbarkeitsdatum und Lagerdauer

Auch wenn das Mindesthaltbarkeitsdatum überschritten ist, muss das Öl nicht sofort entsorgt werden. Es kann sein, dass der Geschmack oder die Intensität der Inhaltsstoffe nachlässt, aber das Öl ist nicht zwangsläufig ungenießbar. Dennoch solltest du Öle nicht zu lange lagern, sondern möglichst frisch verwenden.

Richtig entsorgen

Altspeiseöl sollte niemals über das WC oder den Abfluss entsorgt werden, da es nicht wasserlöslich ist. Es kann die Rohre verstopfen, die Kläranlagen und die Umwelt belasten. Auch auf den Kompost oder in die Biotonne gehört Öl nicht. Am besten füllst du kleine Mengen von altem Speiseöl in ein altes Schraubglas oder eine leere Flasche und gibst sie dann in den Restmüll – das ist laut Umweltbundesamt für Privathaushalte erlaubt, sofern das Öl gut verpackt ist. Alternativ kannst du größere Mengen zu einer kommunalen Sammelstelle bringen, falls es eine in deiner Region gibt.

SERVICE

KLEINES LEXIKON DER ÖLHERSTELLUNG

Raffinierte Öle

Das Rohöl wird hergestellt, indem Ölsaaten oder -früchte gepresst werden. Anschließend wird es entschleimt und entsäuert, gebleicht und desodoriert. Bei der chemischen oder physikalischen Raffination werden unerwünschte Inhaltsstoffe entfernt, unter anderem das Lösungsmittel, das zur Extraktion eingesetzt wird. Teilweise gehen dabei aber auch wertvolle Pflanzenstoffe wie Betacarotin oder Vitamin E, geschmackliche Besonderheiten und Aromen sowie die typische Farbe verloren. Das raffinierte Öl ist so gut wie geschmacksneutral, hell, lange haltbar und sehr hitzestabil mit einem Rauchpunkt bis 200 °C. Deshalb ist es besonders gut geeignet zum Frittieren und Braten. Weil diese Herstellungsart so ergiebig ist, ist das Öl meistens sehr preisgünstig. Auf dem Etikett muss die Raffination nicht angegeben werden. Wenn keine andere Bezeichnung auf der Ölflasche zu finden ist (z.B. »kalt gepresst« oder »nativ«), kannst du davon ausgehen, dass das Öl raffiniert wurde. Im Handel sind die hochverarbeiteten Pflanzenöle unter ihren botanischen Namen erhältlich, z.B. als Sonnenblumen- oder Rapsöl.

Kalt gepresste Öle

Aus zerkleinerten Ölfrüchten wird ohne weitere Wärmezufuhr, nur durch Druck oder Reibung, in Ölmühlen kalt gepresstes Öl hergestellt. Nach der Pressung werden die Öle meist gefiltert. Diese Pflanzenöle enthalten alle natürlichen Inhaltsstoffe, und sie haben einen typischen Geschmack und Geruch. Auch die

Farbe bleibt erhalten. Manchmal werden sie auch etikettiert unter dem Begriff »aus erster Pressung«.

Native Öle

»Nativ« lautet die Zusatzbezeichnung bei nicht raffinierten oder nativen Ölen. Diese Öle sind naturbelassen und werden ohne Wärmezufuhr kalt gepresst. Anschließend wird das Öl filtriert. Weder Öl noch Rohware werden vor- oder nachbehandelt, etwa durch Dämpfung oder Rösten der Saat. Es bleiben alle Inhaltsstoffe erhalten. Typisch sind der deutliche Frucht- oder Saatgeschmack, der charakteristische Geruch und die intensive Farbe. Diese Öle sollten nicht zu hoch erhitzt werden.

ADRESSEN UND LINKS

Dosha-Test

Ein empfehlenswerter kostenloser Test ist zum Beispiel der von Niyama Ayurveda (»Welcher Dosha-Typ bin ich?«) unter: https://niyama-ayurveda.com/pages/dosha-test

Auch auf der Seite von Maharishi Ayurveda findest du einen ausführlichen Konstitutionstest: https://www.ayurveda.de/konstitutionstest

Die Tests sind einfach aufgebaut und geben dir eine erste Orientierung. Für eine wirklich fundierte Analyse empfiehlt der Ayurveda allerdings immer ein persönliches Gespräch mit einer erfahrenen Ayurveda-Expertin oder einem -Experten.

Empfehlenswerte Bücher

Vasant Lad: *Selbstheilung mit Ayurveda. Das Standardwerk der indischen Heilkunde,* O.W. Barth 2010.

Ruth von Braunschweig: *Pflanzenöle. Über 50 starke Helfer für Genuss und Hautpflege,* Stadelmann 2023.

Li Wu: *Das Buch der Chinesischen Heilkunst. Bewährtes Heilwissen aus dem Reich der Mitte,* Mankau 2024.

REGISTER

Alle Pflanzenöle findest du
in *kursivierter Schrift* auf einen Blick.

N

O

T

U

ALLE REZEPTE AUF EINEN BLICK

Beauty-Anwendungen

Gesundheitsanwendungen

Genussrezepte

Dr. med. Franziska Rubin

11 NATURHEILMITTEL ERSETZEN EINE APOTHEKE

200 Anwendungen für fast alle Beschwerden

Nur 11 Naturheilmittel – und für Ihre Gesundheit ist gesorgt!

Die Bestsellerautorin Dr. med. Franziska Rubin bietet mit ihrem neuen Gesundheitsratgeber eine effektive Naturheilmittel-Apotheke, in der mit nur 11 Naturheilmitteln alle wichtigen gesundheitlichen Beschwerden behandelt werden können.

Jedes der 11 Naturheilmittel, wie zum Beispiel Zitrone, Salz, Wasser und Thymian, wird mit seinen heilenden Wirkeigenschaften erklärt. Danach wird mit 200 Anwendungen gezeigt, wie die 11 Naturheilmittel als Hausmittel eingesetzt werden können. Tees und Tinkturen, Wickel und Sirup, Salben, Kompressen und Öle lassen sich sehr leicht selbst herstellen. Alle Mittel sind günstig, überall erhältlich und lange haltbar. Wer sie zu Hause hat, ist für jede gesundheitliche Beschwerde bestens gewappnet.

KNAUR.LEBEN

Dr. med. Judith Bildau

BODY IN BALANCE

Hormone verstehen und unerklärliche Beschwerden loswerden

Was Herzstolpern, Verdauungsprobleme und Tinnitus mit unseren Hormonen zu tun haben!

Hormone spielen im Leben jeder Frau eine große Rolle. Dennoch erhalten viele Frauen bei Beschwerden keine adäquate medizinische Unterstützung und können sich mangels Wissens auch nicht selbst helfen. Denn überraschend viele Krankheiten haben ihren Ursprung in einer hormonellen Genese. Ein Zusammenhang, der zu oft nicht hergestellt wird. Gynäkologin und Hormonexpertin Dr. med. Judith Bildau klärt Frauen jeden Alters medizinisch fundiert über ihre Hormongesundheit auf und beantwortet die wichtigsten Fragen, die sie von Tausenden Patientinnen dazu erhalten hat. Dabei beleuchtet sie alle wichtigen hormonellen Umstellungsphasen im Leben einer erwachsenen Frau, erklärt Symptome und gibt wertvolle Ratschläge an die Hand, wie sie sich selbst helfen können.

KNAUR
BALANCE